医学基础化学

（实验部分）

赵全芹　刘洛生　主编

山东大学出版社

《医学基础化学》
编 委 会

主　编　赵全芹　刘洛生

编　者　（以姓氏笔画为序）

王兴坡　刘洛生　李明霞

孟凡德　赵全芹　赵兴国

内 容 简 介

　　本书为《医学基础化学》的配套实验教材。内容包括基础化学实验、分析化学实验、提高和综合性实验、设计和研究创新性实验。同时编写了部分英文实验,以适应双语教学的需要。通过实验教学,一方面使学生掌握化学实验的基本方法和基本操作技能,培养学生独立进行科学实验的能力;另一方面使学生加深对基础化学理论知识的理解,培养学生的科研创新意识和综合应用能力,为后续课程的学习打下坚实的基础。本书不仅可作为医学院校各专业学生的实验教材,也可作为相关专业学生的化学实验参考用书。

前　言

　　本实验教材是根据高等院校《医学基础化学实验》教学大纲的要求,在总结大量实验教学成果的基础上编写的。通过实验教学,一方面使学生掌握本专业所需的化学基本操作技能,为后续课程的学习奠定基础;另一方面,通过实验验证并加深理解所学基础化学的理论知识,培养学生独立进行科学研究的能力。

　　本实验教材在编写过程中,遵循"三基"、"五性"和"三特定"的基本原则,在达到实验教学基本要求的前提下,对实验内容有所拓宽和引深,有利于提高学生综合实验技能。同时编写了部分英文实验,以便更好的进行双语教学,提高学生的科技英语水平。本实验教材可供医学、影像、公共卫生、口腔及护理等专业学生使用,亦可作为其他相近专业的化学实验教材。

　　参加实验教材编写的教师及其分工如下:赵全芹(实验须知、实验一、二、三、四、五、六、七),王兴坡(实验基本操作一、实验十九、二十、二十一、二十二、二十三、二十四),刘洛生(实验八、九、十、十一、十二、十三),孟凡德(实验基本操作二、实验十四、十五、十六、十七、十八),赵兴国(实验二十五、二十六、二十七、二十八),李明霞(实验基本操作三、四)。英文实验由王兴坡、赵全芹老师编写。本书在编写过程中得到山东大学本科生院、化学与化工学院等单位的大力支持,在此一并表示衷心的感谢!限于编者水平,书中不妥和错误之处,敬请读者批评指正。

编　者

2015 年 7 月于济南

目 录

第一章　实验须知

一、实验目的与学习方法

　　科学理论是在实践的基础上形成的,并经过实验的检验而发展。化学实验课是化学教学中不可缺少的重要组成部分。实验课的目的是:通过实验,加深对课堂讲授的基本理论和基础知识的理解;在实验中,正确掌握化学实验的基本操作方法和技能;锻炼独立工作和独立思考的能力;养成正确地观察事物变化、周密地思考问题、如实地记录实验结果等实事求是的科学思维方法和工作作风。

　　若要达到实验的目的要求,培养良好的学习习惯和掌握必要的学习方法是很重要的。因此,学习过程中应注意:

　　1.预习实验内容是做好实验的必要条件,在了解实验目的要求的同时,参考有关书籍,弄清实验基本原理、实验内容和实验注意事项,是完成实验的良好前提。

　　2.写出预习报告是加深对实验内容了解的方法之一。预习报告主要是对实验操作方法的简述或将实验内容加以整理使之条理化。报告中应注明操作过程中的注意事项并保留适当位置以记录实验现象和有关数据。

　　3.实验过程不仅是对实际动手能力和观察分析客观事物能力的良好锻炼;同时也可以培养自身良好的实验素质和实事求是的科学作风。因此,在实验过程中,要做到:合理地安排操作程序,注意基本技能训练的规范性;认真仔细地观察实验现象;如实记录实验结果和数据;善于思考、勤于分析、力争在实验过程中自己解决问题。

　　4.如果在实验过程中发现实验现象与理论不符合,应学会分析查找原因。在条件允许的情况下,可做对照实验、空白实验或自行设计实验进行核对和多方面、多次数的验证。一旦经过实验验证,应尊重实验事实,寻找理论依据并得出科学结论。

　　5.实验报告是实验的书面总结。实验完毕后,写出实验报告。报告中要注意叙述清楚、文字简练、数字准确完整、结论明确、书写格式规范、书面整洁。

二、实验室规则

1. 按时进入实验室并保持肃静,检查所需仪器、药品是否齐全,如有缺损,应及时报告并填写报损单,经指导教师签字后补齐。

2. 实验过程中遵守纪律,爱护仪器设备,贵重精密仪器勿随便搬动,使用时严格按照操作规程进行,未弄清使用方法前,请勿操作,如有故障应及时报告。

3. 注意保持工作区域整洁卫生,火柴梗、废纸屑等弃物应放于废物缸或其他回收容器内,不可丢入水槽。

4. 使用药品时,应按规定定量取用。如无明确用量,应注意节约。取用药品应注意用毕随时放回原处。

5. 实验完毕后,清洗仪器并放回原处。同时,将实验台、试剂架整理干净。检查水、电、煤气开关是否关闭。

6. 对实验内容和安排不合理的地方提出改进意见。

三、实验室安全条例

1. 使用易燃易爆物品时要远离火源,试剂用毕后立刻盖紧瓶塞。

2. 有毒、有刺激性气体的操作要在通风橱内进行,如用嗅觉辨别气体时,应用手将少量气体轻轻扇向鼻端。

3. 加热浓缩液体时,注意不能俯视加热液体,以免溶液暴沸时灼伤面部。

4. 使用电器设备不能湿手操作,以防触电。工作完毕应立刻切断电源,再拆除装置。

四、意外事故处理

1. 割伤:轻者于患处涂以紫药水或敷以创可贴,重者采取必要的止血措施(用橡皮管做止血带在创口上端扎紧),然后送医院处理。

2. 烫伤:切勿用水冲洗,应立刻敷以烫伤膏或獾油;若轻度烫伤,且表面皮肤不破溃又无烫伤药物时,可立即以冷敷或冷水冲洗以减少局部充血。

3. 酸灼伤:立刻用大量水冲洗,再用饱和 $NaHCO_3$ 溶液冲洗。

4. 碱灼伤:先用水洗,然后用2%HAc溶液洗,再用水冲洗后敷以硼酸软膏。

5. 酸(或碱)溅入眼内:用大量水冲洗,再用2%$Na_2B_4O_7$溶液(或3%H_3BO_3溶液)洗眼,最后用蒸馏水冲洗。

6. 吸入有毒气体:立刻到室外呼吸新鲜空气。

7. 触电：立刻切断电源，必要时进行人工呼吸。

8. 火灾：立刻灭火，同时停止加热，切断电源，移走易燃易爆物品。一般小火可用湿布、沙子、石棉布覆盖；火势较大时，应使用灭火器。电器设备所引起的火灾，只能使用四氯化碳灭火器灭火，不能使用泡沫灭火器，以免触电。

第二章 实验基本操作

一、医学基础化学实验常用化学仪器简介

常用化学仪器如表 2-1-1 所示。

表 2-1-1　　　　　　　　　　常用化学仪器

名称	规格	一般用途	使用注意事项
试管	容量(mL):5,10,20 等,分硬质、软质试管等	反应仪器,便于操作、观察。用药量少	硬质玻璃试管可直接在火焰上加热,但不能骤冷。软质玻璃试管只能水浴加热
烧杯	以容积(mL)表示,如 1000,500,250,100,50 等。外形不同	反应仪器,反应物较多时用之。也可用于配制溶液	加热时应置于石棉网上,使其受热均匀,一般不可烧干
锥形瓶	以容积(mL)表示,如 500,250,150 等	反应仪器。摇荡比较方便。适用于滴定操作	加热时应置于石棉网上,使其受热均匀,一般不可烧干
量筒	以所能量度的最大容积(mL)表示,如 10,50,100,500,1000,2000	粗略地量取一定体积的液体用	不能加热,不能作反应仪器,不能在烘箱中烘烤,操作时要沿壁加入或倒出溶液。量度体积时以液面的弯月形最低点为准
漏斗	以口径(mm)大小表示	长颈漏斗用于定量分析,过滤沉淀;短颈漏斗用作一般过滤	不可直接在火上加热
表面皿	直径(mm):45,60,75,90,100,120	盖烧杯及漏斗等	不可直接在火上加热,直径要略大于所盖容器

续表

名称	规格	一般用途	使用注意事项
试剂瓶	容量（mL）：30，60，125，250，500，1000，2000，10000，无色，棕色	细口瓶用于存放液体试剂；广口瓶用于装固体试剂；棕色瓶用于存放见光易分解的试剂	不能加热，不能在瓶内配制在操作过程中放出大量热量的溶液，磨口塞要保持原配，装碱液的瓶子使用橡皮塞，以免日久打不开
滴瓶	容量（mL）：30，60，125，无色、棕色	装需滴加的试剂	不能加热，不能在瓶内配制操作过程中放出大量热量的溶液，磨口塞要保持原配，装碱液的瓶子使用橡皮塞，以免日久打不开
蒸发皿	以口径或容积大小表示。有用瓷、石英、铂制作的	蒸发液体用。随液体性质的不同可选用不同质地的蒸发皿	能耐高温，但不宜骤冷。蒸发溶液时，一般放在石棉网上加热
干燥器	以外径(mm)大小表示。分普通干燥器和真空干燥器	内放干燥剂（如硅胶等），可保持样品或产物的干燥	防止盖子滑动打碎。红热的东西待稍冷后才能放入
称量瓶	以外径(mm)×高(mm)表示。分矮形和高形两种	矮形用作测定水分或在烘箱中烘干基准物质；高形用于称量基准物、样品	不能直接加热；不可盖紧磨口塞烘烤，磨口塞要原配
滴管	由尖嘴玻璃与橡皮乳头构成	吸收或滴加少量（数滴或1～2mL）试剂；吸取沉淀的上层清液以分离沉淀	滴加试剂时，保持垂直，避免倾斜，尤忌倒立。除吸取溶液外，管尖不可接触其他器物，以免被杂质沾污
点滴板	瓷制，分白色、黑色，分12凹穴、9凹穴、6凹穴等	用于点滴反应，一般不需分离的沉淀反应，尤其是显色反应	白色沉淀用黑色板，有色沉淀则用白色板
石棉网	由铁丝编成，中间涂有石棉，有大小之分	石棉是一种不良导体，它能使受热物体均匀受热，不致造成局部高温	不能与水接触，以免石棉脱落或铁丝锈蚀
试管刷		洗涤试管及其他仪器用	洗试管时，要把前部的毛捏住放入试管，以免铁丝顶端将试管底戳破

续表

名称	规格	一般用途	使用注意事项
药匙	有牛角、瓷、骨、塑料制品	取固体试剂用。取少量固体时用小的一端	取用一种药品后,必须洗净,并用滤纸屑擦干后,才能取用另一种药品
研钵	以口径大小表示。有瓷、玻璃、玛瑙等制品	研磨固体物质用。按固体的性质和硬度选用不同的研钵	不能用火直接加热,不能作反应仪器使用;只能研磨,不能敲击
洗瓶	以容积(mL)表示。有玻璃、塑料制品	装蒸馏水,用于洗涤沉淀或容器用。塑料洗瓶使用方便、卫生,故广泛使用	塑料洗瓶不能加热
铁架铁(环)圈铁夹		用于固定或放置反应容器。铁环还可以代替漏斗架使用	防止铁锈落入容器
吸管 移液管	容量(mL):1,2,5,10,20,50 等	吸管用于准确量取液体体积	滴加试剂时,保持垂直,避免倾斜。注意吸量管上端是否有"吹"或"快"字,若有,使用时末端一滴要吹出
吸管 吸量管	容量(mL):0.1,0.5,1,2,5,10 等		
容量瓶	容量(mL):10,25,50,100,250,500,1000 等	将称量的物质准确地配成一定体积的溶液或将准确体积的浓溶液稀释成准确体积的稀溶液	容量瓶不能加热或烘烤
滴定管 酸式滴定管 碱式滴定管	容量(mL):1,2,5,10,25,50,100 等	滴定管是准确计量滴定过程中流出溶液(滴定剂)体积的量器	滴定管不能加热或烘烤。滴定试剂时,保持垂直,避免倾斜。酸式滴定管多用来盛装酸性或氧化性滴定剂。碱式滴定管用于盛装碱性溶液或还原性溶液

二、无机化学实验基本操作

(一)玻璃仪器的洗涤

【洗涤要求】

玻璃仪器洗涤干净的标准是仪器内壁不附挂水珠,并用蒸馏水冲洗 2～3 次。

【常用洗涤剂】

去污粉、洗衣粉、铬酸洗液、碱性洗液或合适的化学试剂。

【洗刷方法】

(1)刷洗:用毛刷蘸取去污粉或洗衣粉来回柔力刷洗仪器内壁。

(2)洗液洗:对某些口小、管细的仪器,常先加入少量洗液浸润仪器内部各部位,来回转动数圈后,将洗液倒回原瓶,再用水冲洗干净。

若用洗液将仪器浸泡一段时间或采用热洗液洗涤,则效果更好。洗液可反复使用,若出现绿色(重铬酸钾还原为硫酸铬的颜色),则失去去污能力。

【常见污物的去除方法】

(1)污物为 MnO_2,$Fe(OH)_3$ 等,可用盐酸或酸性还原剂处理。

(2)容器内壁附有污物硫黄,可用煮沸的石灰水洗涤,原理为:

$$3Ca(OH)_2 + 6S \longrightarrow 2CaS_2 + CaS_2O_3 + 3H_2O$$

(3)附在器壁上的银或铜,可用硝酸处理;难溶银盐,可用 $Na_2S_2O_3$ 溶液洗涤。

(4)煤焦油迹可用浓碱液浸泡,然后用水冲洗。

(5)蒸发皿或坩埚内污迹可用硝酸或王水洗涤。

(6)研钵内污物可放入少量食盐研洗。

(二)干燥

干燥的方法有多种,如晾干、烘干、烤干、吹干和干燥剂法等,可用于不同仪器和样品的干燥。

【烘干】

(1)干净的仪器放在电烘箱(见图 2-2-1)内烘干(控制温度在 105℃左右)。

(2)烘干固体试样一般控制温度在 100～105℃,烘干 2～4h。

(3)仪器口朝下放时,要在烘箱底层放一搪瓷盘,防止水滴下与电炉丝接触而损坏烘箱。

(4)带有刻度的仪器不能用加热法进行干燥,否则会影响仪器精密度。

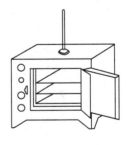

图 2-2-1　电烘箱

【烤干】

(1)常用的仪器如烧杯、蒸发皿等可置于石棉网上用小火烤干(应先揩干其外壁)。

(2)烤干试管时,管口应低于试管底部,以免水珠倒流炸裂试管(见图 2-2-2)。

【晾干】

不急用的仪器洗净后放置干燥处,任其自然干燥。

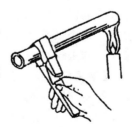

图 2-2-2　烤干试管

【吹干】

该法常用于带有刻度的计量仪器的干燥。在吹干前先用乙醇、丙酮或乙醚等有机溶剂润湿内壁,以加快仪器干燥的速度(见图 2-2-3)。

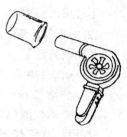

图 2-2-3　吹干法

【干燥剂干燥】

(1)干燥剂种类很多,常用硅胶、无水氯化钙等。无水硅胶呈蓝色,吸水后显红色即失效。但将其置于烘箱内烘干后可重新使用。

(2)将干燥剂放置在干燥器(见图 2-2-4)中,常用于防止烘好的样品重新吸水,还可用于不适宜加热干燥的样品的干燥。

(3)干燥器操作:左手扶住干燥器底部,右手沿水平方向移动盖子,即可将干燥器打开。

(4)易燃、易爆或受热后其成分易发生变化的有机物常采用真空干燥。

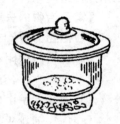

图 2-2-4　普通干燥器

(三)试剂和试剂的取用方法

【试剂】

化学试剂按杂质含量的多少,通常分为四个等级(见表 2-2-1)。

表 2-2-1　　　　　　　　　　我国化学试剂等级

等级	名称	符号	标签颜色	应用范围
一	优级纯或保证试剂	GR	绿	用于精密分析和科学研究,作一级标准物质
二	分析纯或分析试剂	AR	红	用于定性和定量分析和科学研究
三	化学纯或化学试剂	CR	蓝	用于要求较低的分析实验和有机、无机实验
四	实验试剂	LR	黄或棕色或其他颜色	普通实验和化学制备,也用于要求较高的工业生产

固体试剂应装在广口瓶中。液体试剂和溶液常盛放于细口瓶或滴瓶中。见光易分解的试剂如 $AgNO_3$ 和 $KMnO_4$ 等应装在棕色瓶中。盛碱液试剂的瓶要用橡皮塞。每个试剂瓶上都应贴标签,标明试剂名称、浓度和日期。有时在标签外部涂一薄层蜡来保护标签,使之长久清楚。

【常用气体钢瓶】

使用钢瓶注意事项:

(1)钢瓶应存放在阴凉干燥、远离热源(阳光、暖气、炉火等)的地方,可燃性气体钢瓶必须与氧气瓶分开存放。

(2)可燃性气体钢瓶的气门是逆时针拧紧,即螺纹是反丝的(如氢气、乙炔气);

非燃或助燃性气体钢瓶的气门是顺时针拧紧的，即螺纹是正丝的。注意各种气体的压力表不能混用。我国高压气体钢瓶常用的标记如表 2-2-2 所示。

表 2-2-2　　　　　　　　　　　　　我国高压气体钢瓶常见的标记

气体类别	瓶身颜色	标字颜色	腰带颜色
氮	黑色	黄色	棕色
氧	天蓝色	黑色	
氢	深绿色	红色	
空气	黑色	白色	
氨	黄色	黑色	
二氧化碳	黑色	黄色	
氯	黄绿色	黄色	绿色
乙炔	白色	红色	绿色
其他一切可燃气体	红色	白色	
其他一切非可燃气体	黑色	黄色	

【试剂的取用规则】

1. 固体试剂的取用规则

（1）用干净的药匙取用固体试剂，取出后立刻盖好瓶塞。

（2）称量固体试剂时，多余的药品不能倒回原瓶，可放入指定回收容器中，以免将杂质混入原装瓶中。

（3）用台秤称取物体时，可用称量纸或表面皿（不能用滤纸）。具有腐蚀性、强氧化性或易潮解的固体应用烧杯或表面皿称量。

固体试剂的取用方法如图 2-2-5 所示。

台秤（见图 2-2-6）能称准至 0.1g，使用时操作步骤如下：

（1）零点调整：使用台秤前需将游码置于游码标尺的零处，检查指针是否停在刻度盘的中间位置。如指针不在中间位置，可调节平衡调节螺丝。

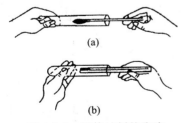

（a）

（b）

图 2-2-5　固体试剂的取法

（a）用药匙（容器要干燥）　（b）用纸槽

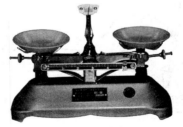

图 2-2-6　台秤

（2）称重：被称物体不能直接放在天平盘上称重，应根据情况决定称量物体是放在称量纸上还是表面皿上进行称量。潮湿或具有腐蚀性的药品应放在玻璃容器内称重。台秤不能称热的物体。

称量时，左盘放称量物体，右盘放砝码。增加砝码时用镊子按从大到小的顺序添加，5g 以内质量可移动游码，直至指针指示的位置与零点相符，偏差不超过一格，此时指针所停的位置称为停点，砝码的质量加上游码所示的质量数，就是称量物体的质量。

（3）称量完毕，应将砝码放回盒内，游码移至游标刻度尺"0"处，托盘叠放在一侧，以免台秤摇动。

2. 液体试剂的取用规则

（1）从滴瓶中取用试剂时，滴管不能触及所用容器器壁，以免沾污，滴管要专管专用，且不能倒置（见图 2-2-7）。

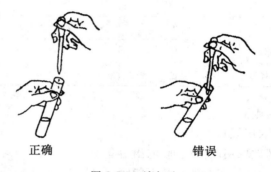

正确　　　　　　　错误

图 2-2-7　滴加法

（2）量取液体体积不要求十分准确时，可利用滴管滴数估计体积。

（3）取用细口瓶中的液体试剂时，瓶上贴有瓶签处应面向手心方向，试剂应沿着洁净的容器壁或玻璃棒流入容器。

（4）量取液体时，视线应与溶液弯月面最低处保持水平，偏高或偏低都会造成误差。

取用液体试剂具体方法如图 2-2-8、图 2-2-9 所示。

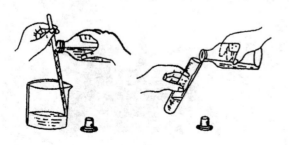

图 2-2-8　倾注法

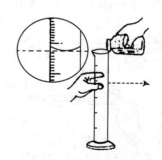

图 2-2-9　用量筒量取溶液

（四）加热的方法

【加热用的装置】

实验室中加热常用煤气灯、酒精灯、电炉、马福炉等加热用具。

1.煤气灯

（1）煤气灯（见图2-2-10）的构造式样有多种,但结构原理一致,加热温度可达1000℃左右。使用时先将空气入口关闭,点燃火柴后再打开针阀（煤气入口）。此时,煤气燃烧不完全,火焰呈黄色,温度不高,调节灯管空气入口,逐渐加大空气进入量,使煤气燃烧完全。

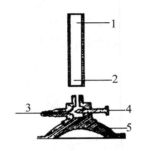

图 2-2-10　煤气灯

1.灯管　2.空气入口　3.煤气入口　4.针阀　5.灯座

（2）煤气灯的正常火焰分三层（见图2-2-11）。当空气和煤气的进入量调节不合适时,可出现不正常火焰（见图2-2-12）。

①临空火焰:空气进入量太大或空气和煤气进入量都太大时易发生。

②侵入火焰:空气进入量大,煤气进入量很小时易发生。

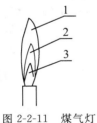

图 2-2-11　煤气灯

1.氧化焰　2.还原焰　3.焰心

图 2-2-12　不正常火焰

左为临空火焰　右为侵入火焰

2.酒精灯

酒精灯适用于所需温度不太高的实验,使用时注意不能用另一个燃着的酒精灯点燃,以免着火,熄灭时将灯罩盖好即可,切勿用嘴吹。

3.电炉

电炉可代替煤气灯和酒精灯进行加热操作。加热容器和电炉之间要隔以石棉网,保证物体受热均匀（见图2-2-13）。

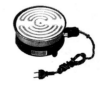

图 2-2-13　电　炉

4.马福炉

马福炉最高温度可达 900～1200℃,常用于固体物质的灼烧或高温条件下无机化合物的制备(见图 2-2-14)。

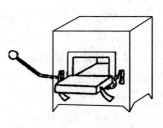

图 2-2-14 马福炉

【加热操作】

(1)用试管加热液体时,注意试管口不能朝向人体,管内溶液体积不能超过试管高度的 1/3。加热时,应注意使液体各部分受热均匀,先加热液体的中上部,再慢慢下移并不断振荡管内液体(见图 2-2-15)。

在试管中加热固体时,注意管口应略向下倾,防止管口冷凝的水珠倒流造成试管炸裂(见图 2-2-16)。

(2)加热烧杯或烧瓶时,所盛溶液体积不得超过烧杯容量的 1/2 或烧瓶容量的 1/3。加热时,注意搅拌内容物,以防暴沸(见图 2-2-17)。

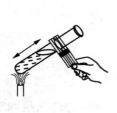
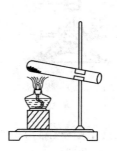
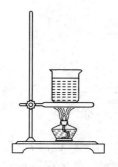

图2-2-15 加热试管中液体　图 2-2-16 加热试管中的固体　图 2-2-17 加热烧杯

(3)当被加热物体要求受热均匀且温度不得超过 100℃时采用水浴加热(水浴锅内盛水量不得超过容积的 2/3),用水蒸气加热器皿内的物体(见图 2-2-18)。水浴锅上面放置大小不等的铜圈,用以承受不同规格的器皿。

(4)用油代替水浴加热被称为油浴。

①甘油油浴,常用于 150℃ 以下的加热。

②液状石蜡浴,用于 200℃ 以下的加热。

③棉籽油浴,常用于 323℃ 以下的加热。

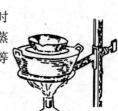

图 2-2-18 水浴加热

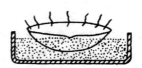

图 2-2-19 沙浴加热

(5)将浴器内放置细沙,被加热器皿的下部埋于细沙中的加热方法称为沙浴(见图2-2-19)。它用于400℃以下的加热。

(6)蒸发(浓缩):为使溶质从溶液中析出,常采用加热的方法使水分不断蒸发,溶液不断浓缩,当蒸发到一定程度时,冷却后就可析出晶体,蒸发皿中盛放液体的量不可超过容量的2/3。

当物体溶解度大时,蒸发到液面出现晶膜即可冷却;当物质的溶解度较小或高温时溶解度较大、室温时溶解度较小时,则不必蒸发到液面出现晶膜即可停止加热。蒸发浓缩可根据溶质对热的稳定性不同来选择不同的加热方法。

(7)灼烧:在高温下,加热固体使之脱水或除去挥发物、烧去有机物等的操作称为灼烧。常用坩埚或蒸发皿(见图2-2-20)。灼烧不需要石棉网,可直接置于火上操作。烧毕,取坩埚时,坩埚钳需预热。取下的坩埚应置于石棉网上。坩埚钳用后,注意将尖端朝上放置以保证洁净(见图2-2-21)。

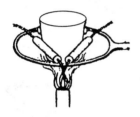

图 2-2-20　灼烧坩埚

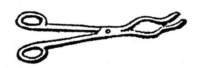

图 2-2-21　坩埚钳放法

(五)固液分离和沉淀洗涤方法

【倾析法】

混悬液中沉淀物的比重或结晶的颗粒较大,静置后固液分层时,常用此法将二者分离(见图2-2-22)。

此法用于沉淀的洗涤时,将少量洗涤剂加入盛有沉淀的容器中,充分搅拌,静置沉降,倾析。重复操作2~3次。

【过滤法】

(1)常压过滤:根据所用漏斗大小和角度选择并折叠滤纸,以便使两者密合,润湿后无气泡存在。过滤时,先转

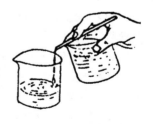

图 2-2-22　倾析法

移溶液,后转移沉淀,每次转移量不得超过滤纸高度的2/3。如需洗涤沉淀,当上清液转移完毕后,向沉淀中加入少量洗涤剂,搅拌洗涤,静置沉降,过滤转移洗涤液,重复操作2~3次,最后将沉淀转移至滤纸上(见图2-2-23)。

(2)减压过滤:减压过滤是通过抽气泵抽气造成布氏漏斗内液面与吸滤瓶内的压力差,使过滤速度加快,沉淀物表面干燥(见图2-2-24)。

抽滤用滤纸应略小于布氏漏斗的内径,润湿并抽气后二者紧贴,然后过滤,滤

毕后先拔下抽气管,再关闭抽气泵,以防止倒吸。

　　浓强酸、强碱或强氧化性溶液过滤时,不能用滤纸。强酸或强氧化性溶液,可用砂芯漏斗过滤。常见规格有 1 号、2 号、3 号、4 号四种,1 号孔径最大。可根据沉淀颗粒大小不同来选择。

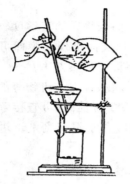

图 2-2-23　常压过滤操作

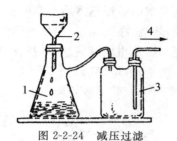

图 2-2-24　减压过滤
1.吸滤瓶;2.布氏漏斗;3.安全瓶;4.接抽气泵

　　(3)热过滤:若溶液中的溶质在温度下降时易析出结晶,我们又不希望它在过滤过程中留在滤纸上,对此常采用趁热过滤的方法。也可采用如图 2-2-25 所示装置进行热过滤,热过滤时漏斗颈部愈短愈好。

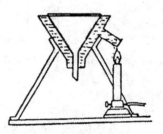

图 2-2-25　热过滤

【离心分离】

　　试液中沉淀量很少时,可应用离心分离。常用仪器为电动离心机(见图 2-2-26)。电动离心机是高速旋转的,为避免发生危险,应按要求,规范操作如下:

　　(1)为避免离心管碰破,在离心机套管的底部应垫上少许棉花,然后再放入离心管。

　　(2)为避免旋转时震动,离心管要成对对位放置,且管内液面基本相等。只有一个样品时,应在对位上放一盛有等量水的离心管。

　　(3)启动离心机时,转速要渐渐由慢到快。停止时,也要渐渐由快变慢,最后任其自行停止,再取出离心管。

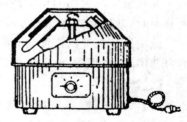

图 2-2-26　电动离心机

　　电动离心机的转速要视沉淀的性质而定,结晶形或致密形沉淀,大约需要每分钟 1000 转,2 分钟即可。无定形和疏松沉淀,需要转速应在每分钟 2000 转以上,经 4 分钟即可。若仍不能分离应设法促使沉淀凝聚,然后分离。

（六）简单玻璃仪器的制作

【酒精喷灯】

酒精喷灯分座式和挂式两种类型，如图 2-2-27 所示。

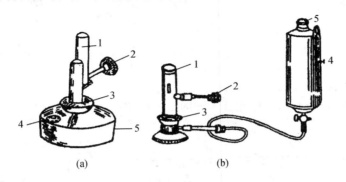

图 2-2-27　酒精喷灯类型和构造

(a)座式：1.灯管　2.空气调节器　3.预热盘　4.铜帽　5.酒精壶

(b)挂式：1.灯管　2.空气调节器　3.预热盘　4.酒精储罐　5.盖子

使用说明如下（见图 2-2-28～图 2-2-31）：

（1）添加酒精：注意关好下口开关，座式喷灯内储酒精量不能超过 2/3 壶。

（2）预热：预热盘中加少量酒精点燃，不燃时，以探针疏通酒精蒸气出口后，再点燃预热。

（3）调节空气进入量：旋转调节器。

（4）熄灭：可盖灭，也可旋转调节器熄灭。

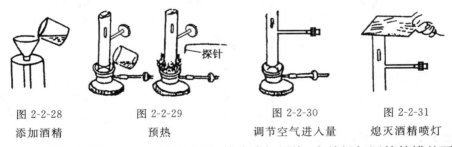

| 图 2-2-28 | 图 2-2-29 | 图 2-2-30 | 图 2-2-31 |
| 添加酒精 | 预热 | 调节空气进入量 | 熄灭酒精喷灯 |

座式喷灯连续使用不能超过半小时；挂式喷灯用毕，应关闭好酒精储罐的下口开关。

【制作简单玻璃制品】

1.玻璃管的简单制作

（1）锉痕：左手按住要切割部位，右手用锉刀棱边用力向前锉，不能前后方向锯锉（见图 2-2-32）。

（2）截断：双手拇指齐放在划痕的背面向前推压，食指同时向外拉以利于玻璃管截断后断口整齐（见图 2-2-33）。

（3）熔光：前后转动至管口红热、平滑为止（见图2-2-34）。

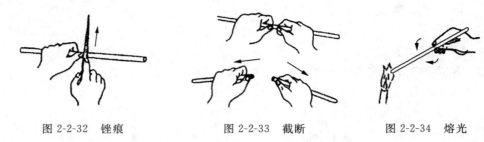

图 2-2-32　锉痕　　　　　　图 2-2-33　截断　　　　　　图 2-2-34　熔光

2. 玻璃弯管的简单制作

弯管制作、弯管好坏比较和分析如图2-2-35、图2-2-36、图2-2-37所示。

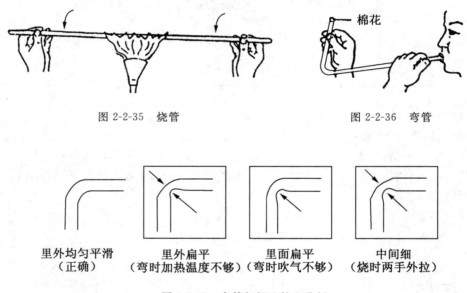

图 2-2-35　烧管　　　　　　　　　　　　　图 2-2-36　弯管

里外均匀平滑　　里外扁平　　　里面扁平　　　中间细
（正确）　　　（弯时加热温度不够）（弯时吹气不够）（烧时两手外拉）

图 2-2-37　弯管好坏比较和分析

3. 滴管的简单制作

（1）加热拉制：制作过程要求玻璃管灼烧时间稍长，软化程度较大些。取离火焰时，边旋转边拉动至所需要的细度，垂直冷却后截断（见图2-2-38）。拉管好坏的比较如图2-2-39所示。

（2）扩口：将管口灼烧至红热，锉刀柄斜放管口，迅速均匀旋转（见图2-2-40）。

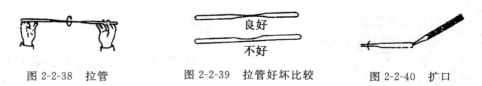

图 2-2-38　拉管　　　　图 2-2-39　拉管好坏比较　　　图 2-2-40　扩口

4. 塞子打孔

钻孔器：一组直径不同的金属管，一端有柄，另一端管口锋利可用于钻孔。还有一圆头的金属棒，用来捅出钻孔时进入钻孔器的废屑（见图 2-2-41）。

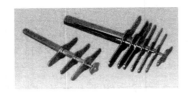

图 2-2-41　钻孔器

钻孔步骤：

（1）选择略粗于塞孔直径的钻孔器，用润滑剂（甘油、凡士林）涂于钻孔器前端，以减小摩擦力。

（2）将塞子小头朝上，一手拿塞，一手按住钻孔器手柄，确定钻孔位置后，沿一个方向垂直边转边钻至一定深度，然后反向旋转并拔出钻孔器。换塞子另一头，对准原位同样操作。

（3）钻孔时注意保持钻孔器与塞子的平面垂直，以免将孔打斜。

三、滴定分析常用仪器及使用

（一）称量瓶

【规格】

称量瓶有高型、低型两种（见图 2-3-1）。

【用途】

称量瓶是用来准确称量一定质量试剂的容器，多用于递减法称量试样。低型称量瓶也可用于测定水分含量。

【使用方法】

称量瓶称取试剂时，需用纸条套住称量瓶，不能用手直接拿取（见图 2-3-2）。

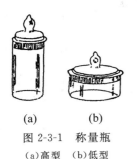

（a）　　　（b）

图 2-3-1　称量瓶

（a）高型　（b）低型

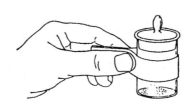

图 2-3-2　称量瓶的携取

（二）锥形瓶

【规格】

锥形瓶有 50mL,100mL,250mL,500mL 等规格（见图 2-3-3）。

【用途】

锥形瓶是用来加热或振荡的反应容器。在滴定分析中,主要用来盛被滴定溶液。具有塞子的锥形瓶和碘量瓶可防止挥发性物质逸出。

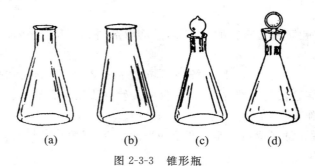

图 2-3-3　锥形瓶

（a）细颈锥形瓶　（b）宽颈锥形瓶　（c）具塞锥形瓶　（d）碘量瓶

（三）吸管

【规格】

吸管种类较多。无分度吸管常称移液管,它的中部膨大,上下两端细长,上端刻有环形标线,膨大部分标有使用温度及体积。其中有 1mL,2mL,5mL,10mL,25mL,50mL,100mL 等规格。分度吸管通称吸量管,有 0.1mL,0.5mL,1mL,2mL,5mL,10mL,25mL 等规格,且刻有 0.1～0.001(mL) 的分度值（见图 2-3-4）。

【用途】

吸管用于准确量取小体积的液体。其中移液管只能量取某一定量的液体。吸量管可以量取所需的不同体积的液体,并精确到 0.01mL。

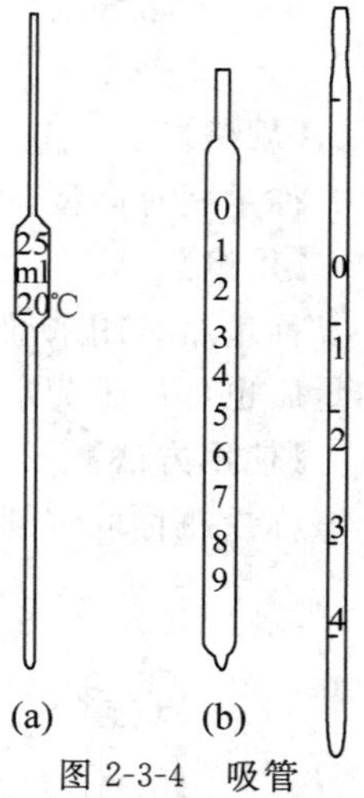

【使用方法】

(1)使用前将吸管依次用洗液(如自来水、蒸馏水)洗涤干净。用滤纸将管下端内外的水吸净,然后用少量被移取液洗 3 次,以保证被吸溶液浓度不变。

(2)用移液管吸取溶液时,左手拿吸耳球,右手拇指及中指拿住管颈标线以上

图 2-3-4　吸管

（a）无分度吸管（移液管）

（b）分度吸管（吸量管）

地方,将移液管尖端插入待取液中,吸至刻度以上,立即用右手的食指按住管口,取出移液管,微微放松食指并轻轻转动移液管,使液面缓缓下降至与标线相切时,立刻按紧食指。将接受溶液的容器稍倾斜,使移液管垂直,管尖靠在接收器内壁上,等溶液全部流出后,稍等 10~15s,取出移液管。注意不能将留在管口的少量液体吹出,因为移液管校正时不包括此部分残留液(见图 2-3-5、图 2-3-6)。

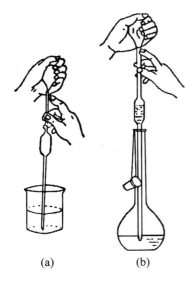

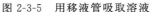

(a)　　　　(b)

图 2-3-5　用移液管吸取溶液

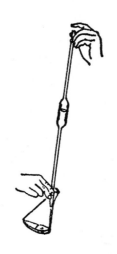

图 2-3-6　从移液管中放出溶液

(3)吸量管吸取溶液的方法与移液管相似,不同之处在于吸量管能吸取不同体积的液体。用吸量管取溶液时,一般使液面从某一分刻度(最高线)落到另一分刻度,使两分刻度之间的体积恰好等于所需体积。

在吸量管上端刻有"吹"字或分刻度一直到口底部者,使用时末端一滴溶液要吹出,其体积才符合刻度标示的数值。另外,刻度有自上而下排列,还有自下而上排列,读取刻度时要十分注意。

(4)使用完毕,应将吸管洗净,放在管架上晾干,切勿烘烤。

(四)容量瓶

【规格】

容量瓶是一细颈梨形的平底瓶,具有磨口玻塞或塑料塞。颈部刻有标线,瓶上标有使用温度和体积。其中有 10mL,25mL,50mL,100mL,250mL,500mL,1000mL,2000mL 等规格。

【用途】

容量瓶常用于将称量的物质准确地配成一定体积的溶液;或将准确体积的浓溶液稀释成准确体积的稀溶液,此过程称为"定容"。

【使用方法】

(1)使用前检查是否漏水。方法是:注入自来水至容量瓶标线附近,盖好瓶塞,左手按住瓶塞,右手拿住瓶底将瓶倒立,观察瓶塞周围是否有水渗出。若不漏水,旋转瓶塞180°,再倒置一次,再观察瓶塞周围是否有水渗出。符合要求后再洗涤至不挂水珠,方可使用(见图 2-3-7)。

(2)用固体配制准确浓度的溶液。将准确称量的固体在烧杯中溶解(若溶解热较大需冷却)再转移到容量瓶中,操作方法如图 2-3-8 所示。然后用少量蒸馏水洗涤烧杯 3~5 次,洗涤液合并于容量瓶中,以确保溶质的定量转移。向容量瓶中加蒸馏水至 2/3 体积时,摇动容量瓶使之初步混匀(注意不能倒立)。当加水接近标线时,可用滴管或洗瓶缓缓滴至溶液弯月面最低处恰好与标线相切。盖紧瓶塞,上下倒转容量瓶多次,使溶液充分混匀,否则将会带来较大的误差。

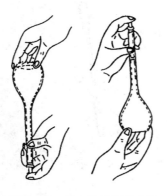
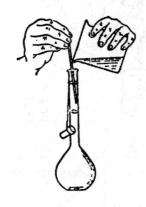

图 2-3-7　检查容量瓶的方法　　　　图 2-3-8　溶液转入容量瓶的操作

(3)溶液配好后,应转移到试剂瓶中,容量瓶一般不作试剂瓶用。试剂瓶要先用少量配好的溶液冲洗 2~3 次,然后溶液全部转入试剂瓶中。

(4)容量瓶用完后要洗净、晾干。在瓶口与玻璃塞之间垫以纸条,以防下次使用时塞子打不开。容量瓶不可用任何方式加热或烘烤。

(五)滴定管

【规格】

常用滴定管有 10mL,25mL,50mL,100mL 等规格,最小刻度为 0.1mL,读数可估计到 0.01mL。

微量滴定管有 1mL,2mL,3mL,5mL 等规格,精确度可达 0.01~0.005mL。

滴定管有碱式和酸式之分,如图 2-3-9 所示。

【用途】

滴定管是准确计量滴定过程中流出溶液(滴定剂)体积的量器。

酸式滴定管下端有玻璃活塞,转动活塞的角度可控制溶液的流速。碱式滴定管多用来盛装碱性溶液及还原性溶液。

另外,棕色滴定管用以盛装见光易分解的溶液。

【使用方法】

(1)洗涤:一般用自来水冲洗后再用蒸馏水洗涤2～3次即可。若内壁挂有水珠可用洗液浸润后再冲洗。应注意的是,碱式滴定管的橡皮管不能接触洗液,可将橡皮管取下,在NaOH的乙醇溶液中浸泡。

(2)检漏:在滴定管中装蒸馏水至零刻度,直立放置2min,观察液面是否下降。碱式滴定管应检查玻璃珠和橡皮管能否灵活控制溶液滴出,若漏水,更换橡皮管或玻璃珠。酸式滴定管应检查活塞转动是否灵活,有无水渗出,如无漏水,旋转活塞180°,再观察一次,若漏水需将活塞涂以凡士林。

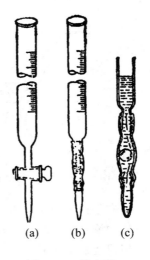

图 2-3-9　滴定管

(a)酸式滴定管

(b)(c)碱式滴定管

涂凡士林方法:取出活塞,用吸水纸擦干活塞和活塞槽,蘸取少量凡士林涂一薄层于活塞的粗端和活塞槽的细端内壁里,如图2-3-10所示。操作中应注意勿将凡士林堵塞活塞孔。若凡士林堵住管尖,可将管尖插入四氯化碳中,使凡士林溶解。

(3)装液:洗净的滴定管,先用待盛的滴定剂淋洗三次,每次少量,同时让淋洗液通过下端活塞口流出,以保证装入滴定管的滴定剂浓度不变。

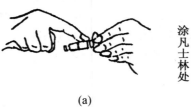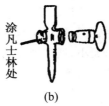

(a)　　　　　　　　(b)

图 2-3-10　活塞涂凡士林方法

装入滴定剂至零刻度以上,此时滴定管下端常有气泡存在,需排出。可将酸式滴定管倾斜45°,迅速打开活塞,让溶液冲下即可排出气泡。碱式滴定管则需将其橡皮管向上弯曲,如图2-3-11所示,挤压玻璃珠,使溶液从玻璃珠和橡皮管之间的隙缝中流出,气泡随之排出。然后调节管内液面在"0.00"刻度处,备用。

(4)滴定:滴定最好在锥形瓶或碘量瓶中进行,必要时可在烧杯中进行。滴定时将滴定管固定在滴定管架上。右手持锥形瓶,左手控制滴定管中液体的流速。

酸式滴定管操作方法如图2-3-12所示。左手拇指在管前面,食指和中指在管后面,三个手指拿住活塞柄,手指稍微弯曲,轻轻向内扣住活塞,注意手心空握,不能触及活塞,以免活塞松动或顶出。

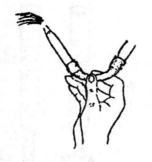

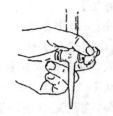

图 2-3-11　碱式滴定管排出气泡　　　　图 2-3-12　左手转动活塞方法

　　右手前三指拿住锥形瓶的颈部,让滴定管下端伸入瓶口约 1cm 处(见图 2-3-13),边滴边摇,以同一方向作圆周运动。注意不要使瓶口碰撞滴定管。滴定速度一般可控制在每秒 3~4 滴,接近终点时,瓶中溶液局部变色,摇动后颜色消失,此时应改为加一滴摇一摇,待需摇 2~3 次后颜色才能消失时,即终点临近,可用洗瓶冲洗锥形瓶内壁,若仍未呈现终点颜色,可控制活塞,使其流出半滴,即悬而不落,再用洗瓶排出少量蒸馏水将液滴冲下,直到出现终点颜色。为了便于观察终点颜色变化,可在锥形瓶下面衬一白纸或白瓷板。

　　使用碱式滴定管时,用左手拇指和食指捏住玻璃珠的侧上方,向左或右捏挤橡皮管,如图 2-3-14 所示,使橡皮管与玻璃珠之间形成缝隙,溶液即流出。通过捏力的大小,调节流量,但不宜用力过猛致使玻璃珠在橡皮管内上下移动,以免松开时进入空气。

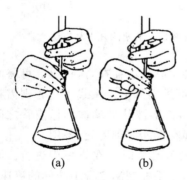

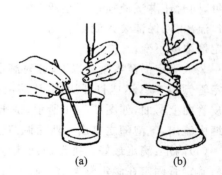

(a)　　　　　　(b)　　　　　　　　(a)　　　　　　(b)

图 2-3-13　酸式滴定管滴定操作　　　图 2-3-14　碱式滴定管滴定操作

　　(5)读数:读数不准确是滴定误差的主要来源之一。由于溶液的表面张力,滴定管内的液面呈弯月形。无色水溶液弯月面清晰,应读弯月面下缘的最低点,且视线应与之平行。有色溶液应读取弯月面上缘。在同一次滴定中,初读与终读应使用同一种读数方法。

　　读数时,滴定管应垂直放置,注入或流出溶液后,需静置 1~2min 再读数。为使读数准确,可用一黑或白纸衬在滴定管后面。若使用白底蓝线滴定管应读取弯月面与蓝色尖端的交点。

滴定时,最好是每次均从"0.00"开始,或接近零的任一刻度开始,以消除因滴定管刻度不均带来的误差。

实验完毕,倒掉滴定管内剩余的溶液,冲洗滴定管,管口套一小帽,防止灰尘落入。

四、有效数字与运算

(一)有效数字的概念

有效数字是指在分析工作中实际上能测量到的数字。有效数字的位数,需根据测定方法和所用仪器的准确程度确定。有效数字包括所有准确的数字和最后一位可疑数字,因最后一位可疑数字是估计到的,规定允许有± 1的误差。

例如:用量筒和移液管量取 50mL 同一溶液时,用不同的单位,可记录为:

	50.0mL		50.00mL
	0.0500L		0.05000L
量筒	5.00×10^{-2}L	移液管	5.000×10^{-2}L
	三位有效数字		四位有效数字

从上例可见,"0"所在位置不同其作用不同。在数字前的"0"只表示小数点的位置即起定位作用,例如:0.05000 只有四位有效数字,数字 5 前面的"0"不是有效数字。"0"在数字中间或小数点后数字的后边,都是有效数字,例如:20.0340 有六位有效数字,且最后一位的"0"不能省略。

在化学计算中,常遇到 pH,lg$K$ 等对数值,因整数部分是 10 的幂数,不是有效数字,所以小数部分决定有效数字的位数。例如:pH=4.75,即[H^+]=1.8×10^{-5} mol·L^{-1},其有效数字为两位。

(二)有效数字运算规则

(1)"四舍六入五留双"规则:当有效数字位数确定之后,其尾数≤4 时舍去;尾数≥6 时进位;当尾数=5 时,若有效数字末位的可疑数字是偶数时,将 5 舍弃,若为奇数则进位。根据此规则,如将 0.3254,21.46,1.625 和 1.635 按三位有效数字取舍尾数,则分别为 0.325,21.5,1.62 和 1.64。

(2)加减法:当几个数据相加减时,以小数点后位数量少者为依据,而不是有效数字最少者。例如:12.43+1.289+0.345=14.06,以小数点后两位为最少,为便于计算可先取舍再计算,写成 12.43+1.29+0.34=14.06。

(3)乘除法:几个数据相乘时,以有效数字位数最少者为准,在 5.2146×0.14 的运算中,可写成 $5.2 \times 0.14 = 0.73$。

(4)计算有效数字位数时,若第一位有效数字等于或大于 8,则其位数可多算一位。例如 9.5 只有两位有效数字,因其已接近 10.0,可认为它有三位有效数字。

(5)在任何计算中,常数 π,e 的数值以及稀释倍数等,有效数字的位数均无限制,需要几位就写几位。

(6)在常量分析中,一般要求四位有效数字,以表明分析结果有千分之一的准确度。

第三章 基础化学实验

实验一 粗食盐的精制

【目的要求】

1. 掌握玻璃仪器的洗涤,酒精灯和台秤的使用。

2. 练习研磨、溶解、过滤、蒸发、结晶和干燥等基本操作。

3. 了解精制固体物质的一般原理和方法。

【基本原理】

粗食盐中含有泥沙等不溶性杂质和钙、镁、钾、硫酸根离子等可溶性杂质。不溶性杂质可用过滤方法除去,可溶性杂质常用沉淀法除去。

在粗盐溶液中加入稍过量的 $BaCl_2$ 溶液,将 SO_4^{2-} 转化为难溶解的 $BaSO_4$ 沉淀:

$$Ba^{2+} + SO_4^{2-} == BaSO_4 \downarrow$$

过滤除去 $BaSO_4$ 沉淀。滤液中再加入 NaOH 溶液和 Na_2CO_3 溶液以除去 Ca^{2+},Mg^{2+} 和过量的 Ba^{2+} 等离子:

$$Mg^{2+} + 2OH^- == Mg(OH)_2 \downarrow$$

$$Ca^{2+} + CO_3^{2-} == CaCO_3 \downarrow$$

$$Ba^{2+} + CO_3^{2-} == BaCO_3 \downarrow$$

过滤除沉淀,溶液中加入 HCl 溶液除去过量的 NaOH 和 Na_2CO_3:

$$NaOH + HCl == NaCl + H_2O$$

$$Na_2CO_3 + 2HCl == 2NaCl + CO_2 \uparrow + H_2O$$

K^+ 等少量可溶性杂质在蒸发浓缩和结晶过程中仍留在母液中。

【仪器和药品】

研钵,蒸发皿,漏斗,减压抽滤装置,滤纸,pH 试纸,粗食盐,$1mol \cdot L^{-1}$ Na_2CO_3 溶液,$0.5mol \cdot L^{-1}$ 的 $(NH_4)_2C_2O_4$ 溶液,$2mol \cdot L^{-1}$ 的 NaOH 溶液,$2mol \cdot L^{-1}$ HCl 溶液,$1mol \cdot L^{-1}$ $BaCl_2$ 溶液,$6mol \cdot L^{-1}$ HAc 溶液,镁试剂 I。

【实验步骤】

1. 粗食盐的精制

(1)称量和溶解:称取粗食盐 4g,置于研钵中研细,转移至小烧杯中,加入

15mL 蒸馏水,加热使其溶解。

(2)除去 SO_4^{2-}:将粗盐溶解加热至沸,逐滴加入 $1mol \cdot L^{-1}BaCl_2$ 溶液 2mL,继续加热 5min,静置沉降。于上清液中加入 1 滴 $BaCl_2$ 溶液,若无浑浊现象出现,表明 SO_4^{2-} 已沉淀完全。过滤溶液,弃去沉淀。

(3)除去 Ca^{2+},Mg^{2+} 和过量的 Ba^{2+}:向滤液中加入 $2mol \cdot L^{-1}NaOH$ 溶液 0.5mL 和 $1mol \cdot L^{-1}Na_2CO_3$ 溶液 2.5mL,加热至沸,静置、过滤(滤液入蒸发皿中),弃去沉淀。

(4)除去剩余的 OH^- 和 CO_3^{2-}:向滤液中逐滴加入 $2mol \cdot L^{-1}HCl$ 溶液至溶液呈微酸性为止(pH=4~6)。

(5)除去 K^+ 等:将溶液转移至蒸发皿中,小火加热,蒸发浓缩至溶液呈黏稠状。冷却待析出结晶后过滤,弃去滤液。

(6)蒸发干燥:结晶转移至蒸发皿中,在石棉网上微火加热干燥。放冷,称重,计算产率。

2.纯度检验

取粗食盐和提纯的食盐各 1g,分别加水约 5mL 溶解,过滤后分别进行下列纯度检验。

(1)SO_4^{2-} 的检验:取上述滤液各 1mL,分别置于 2 支试管中,各滴加 2 滴 $BaCl_2$ 溶液,检查有无沉淀生成。若有白色沉淀产生,再加入 $2mol \cdot L^{-1}HCl$ 至溶液呈酸性,沉淀若不溶解证明有 SO_4^{2-} 存在。对照观察,记录结果。

(2)Ca^{2+} 的检验:取上述滤液各 1mL,分别置于 2 支试管中,各加入 $6mol \cdot L^{-1}$ HAc 溶液使之呈酸性,再分别加入 2 滴 $0.5mol \cdot L^{-1}(NH_4)_2C_2O_4$ 溶液,观察是否有白色 CaC_2O_4 沉淀生成。记录结果。

(3)Mg^{2+} 的检验:取上述滤液各 1mL,分别置于 2 支试管中,各加入 2~3 滴 $2mol \cdot L^{-1}NaOH$ 溶液,使溶液呈碱性,然后再各加 2~3 滴镁试剂Ⅰ,观察有无天蓝色沉淀生成,记录结果。

【问题讨论】

1.在除去 Ca^{2+},Mg^{2+},Ba^{2+} 等离子时,为什么要先加入 $BaCl_2$ 溶液,然后再加入 NaOH 和 Na_2CO_3 溶液?

2.为什么用毒性较大的 $BaCl_2$ 溶液除去 SO_4^{2-} 而不用无毒的 $CaCl_2$?

3.如果产率过高,可能的原因是什么?

【附注】

1.用 $(NH_4)_2C_2O_4$ 检验 Ca^{2+} 时,Mg^{2+} 对此有干扰,也产生白色 MgC_2O_4 沉淀,但 MgC_2O_4 溶于 HAc,CaC_2O_4 不溶于 HAc,所以加入 HAc 酸化可排除 Mg^{2+} 的干扰。

2.对硝基偶氮间苯二酚俗称镁试剂Ⅰ,它在酸性溶液中显黄色,在碱性溶液中显紫色,被 $Mg(OH)_2$ 吸附后显天蓝色。

3.镁试剂Ⅰ的配制:称取 0.01g 镁试剂Ⅰ溶于 1000mL $2mol \cdot L^{-1}NaOH$ 溶液中,摇匀即可。

实验二　硫酸亚铁铵的制备

【目的要求】

1.了解复盐的制备方法。

2.练习水浴加热、减压过滤、蒸发结晶等基本操作。

3.熟悉目视比色法检验产品中微量杂质的分析方法。

【基本原理】

硫酸亚铁铵$(NH_4)_2SO_4 \cdot FeSO_4 \cdot 6H_2O$，又称摩尔盐，是由等物质的量的硫酸亚铁和硫酸铵在水溶液中相互作用，经蒸发浓缩→结晶→过滤等操作制得。

本实验先将铁屑溶于稀硫酸中，使其生成硫酸亚铁：$Fe + H_2SO_4 \Longrightarrow FeSO_4 + H_2\uparrow$，再向溶液中加入等物质的量的$(NH_4)_2SO_4$溶液，加热浓缩、冷却、过滤后得硫酸亚铁铵产品：

$$FeSO_4 + (NH_4)_2SO_4 + 6H_2O \Longrightarrow (NH_4)_2SO_4 \cdot FeSO_4 \cdot 6H_2O$$

一般亚铁盐在空气中都易被氧化，但形成复盐后却比较稳定，不易被氧化。

【仪器和药品】

台秤，水浴锅，100mL锥形瓶，100mL量筒，漏斗，蒸发皿，减压过滤装置，表面皿，铁屑，比色管，$3mol \cdot L^{-1} H_2SO_4$溶液，$(NH_4)_2SO_4$固体，$1mol \cdot L^{-1} Na_2CO_3$溶液，$3mol \cdot L^{-1} HCl$溶液，$0.1mol \cdot L^{-1} KSCN$溶液。

【实验步骤】

1.铁屑的净化(去油污)

称取3g铁屑，置于锥形瓶中，加15mL $1mol \cdot L^{-1} Na_2CO_3$溶液，缓慢加热约10min，用倾析法除去碱液，再用水将铁屑冲洗干净。

2.硫酸亚铁的制备

在盛有铁屑的锥形瓶中加入20mL $3mol \cdot L^{-1} H_2SO_4$溶液，水浴加热，使铁屑与硫酸反应，直至不再有气泡出现为止。趁热减压过滤，滤液(含有$FeSO_4$)转移至蒸发皿中备用，将未反应的铁屑残渣收集并洗净，用滤纸吸干后称重。计算已反应的铁屑的量及生成的$FeSO_4$的理论产量。

3.硫酸亚铁铵的制备

根据$FeSO_4$的理论产量，按$FeSO_4$：$(NH_4)_2SO_4$质量比为1：0.75称取固体$(NH_4)_2SO_4$，配成饱和溶液，再加到上述含$FeSO_4$的滤液中，搅拌溶解。将溶液蒸发浓缩至表面上出现晶膜为止。冷至室温，减压过滤，滤集物即为硫酸亚铁铵晶体。水洗、干燥、称重、计算产率。

4.产品检验

主要是Fe^{3+}限量检查。取1g产品于25mL比色管中，用15mL不含氧的蒸馏水溶解之，再加2mL $3mol \cdot L^{-1} HCl$溶液和1mL $0.1mol \cdot L^{-1} KSCN$溶液，继续加不含氧的蒸馏水至25mL摇匀。与标准溶液(见附注)进行目视比色，确定产品等级。

【问题讨论】

1. 试述硫酸亚铁铵的制备原理及过程。

2. 计算硫酸亚铁铵的制备产率时,应以 $FeSO_4$ 的用量为准,还是以 $(NH_4)_2SO_4$ 用量为准?为什么?

3. 一级、二级、三级试剂中,Fe^{3+} 杂质的百分含量各是多少?

【附注】

硫氰合铁(Ⅲ)酸钾标准溶液的配制见下表:

加入项目 / 试剂规格	一级	二级	三级
$0.01mg \cdot mL^{-1}$ Fe^{3+} 标准溶液(mL)	5	10	20
$3mol \cdot L^{-1}$ HCl 溶液(mL)	2	2	2
$0.1mol \cdot L^{-1}$ KSCN 溶液(mL)	1	1	1
加不含氧蒸馏水至总体积(mL)	25	25	25

将上述三种试剂分别置于 25mL 比色管中,作为标准比色液。

实验三　分析天平的使用

【目的要求】

1. 熟悉分析天平的构造和使用规则。

2. 掌握减量法称量试样。

3. 熟悉称量瓶与干燥器的使用。

【基本原理】

分析天平的结构、原理和使用方法见附注。

物体的称量有多种方法,常用的有直接称量法、固定质量称量法和减量称量法,详见附注。

本实验练习电光分析天平的使用,采用减量称量法称取重铬酸钾和用电子天平称取一定质量的硼砂。

【仪器和药品】

电光分析天平,电子天平,台秤,干燥器,称量瓶,小烧杯,重铬酸钾,硼砂。

【实验步骤】

1. 电光分析天平称量练习

(1)检查天平:取下天平罩后,仔细查看天平各部件是否处于正常状态,砝码和圈码是否齐全,天平是否水平,若天平不水平则可调节螺旋脚螺丝。

(2)调整天平零点:插上电源,轻轻开启天平升降枢旋钮,观察投影屏上微分标尺标牌是否指零。若未指零,且相差较大时,可调节横梁上的平衡螺丝。若相差不大时,可拨动零点调节器拨杆,左右移动投影屏,使投影屏上刻度线与零点重合,关闭升降枢纽。

(3)减量法称量练习:准确称取0.45~0.55g(精确到0.0001g)重铬酸钾。

①打开干燥器,用纸条套在装有重铬酸钾试样的称量瓶上端1/3处,纸条上缘略低于瓶口,并取出置于台秤上粗称其质量,记录数据。

②将称量瓶放在分析天平左盘中央,按照粗称所得质量,将砝码按由大到小顺序依次放入右盘。慢慢启动天平,观察标尺移动方向,酌情加减砝码(此时天平不能完全启动)。当标尺移动缓慢时,完全启动天平,使停点在0~10mg范围之内,准确读数并记录其质量为m_1。

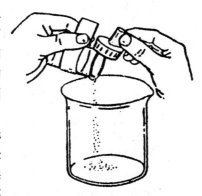

图3-3-1 试样敲击的方法

③按照称取重铬酸钾0.45~0.55g范围,先减去0.45g砝码。然后取出称量瓶,打开瓶盖轻敲称量瓶上沿,使重铬酸钾慢慢移入一洁净干燥的小烧杯中(见图3-3-1),注意不要让试样撒在容器外边。倒试样停止时,慢慢竖起称量瓶并不断敲击称量瓶上沿,使瓶口上不留试样。少量多次倾出试样直至质量大于0.45g、小于0.55g为止,准确称其质量为m_2,记录数据。

$$试样质量\ m(g)=m_1-m_2$$

(4)称量完毕后的整理工作:称量完毕,关闭升降枢纽。将称量瓶放回干燥器内,砝码放回砝码盒中,旋转指数盘恢复至零位,清扫天平左盘,关好天平门,切断电源,罩好天平罩,在"使用登记本"上登记。

(5)数据记录与处理:

日期: 室温: ℃ 湿度:

天平编号		
天平零点		
称量记录	$m_1(g)$	$m_2(g)$
重铬酸钾质量(g)	$m=m_1-m_2=$	

2.电子天平称量练习

(1)检查天平:使用前观察水平仪,若显示天平处于非水平状态,需调整水平调节脚,使水泡位于水平仪中心。

(2)调整零点:接通电源,预热30min后方可开启显示器。单击ON键,天平自检,显示屏很快显示"0.0000g"。如果显示不是"0.0000g",则要按一下O/T键。

(3)称量练习:称出0.40~0.60g(精确到0.0001g)硼砂。

①先称出容器的质量:将容器(干净小烧杯)轻轻放在称量盘上,其重量即会自

动显示。

②去皮重:轻按 O/T 键(清零/去皮),显示的数字消失,然后出现 0.0000 字样,容器质量即被扣除。

③小心缓慢地向小烧杯中加入硼砂,直至符合称量的要求,停止加样,关上天平门。确认显示值与所需质量相一致后即可记录所称试样的质量。

(4)称量完毕,取下被称物,轻按 OFF 键,让天平处于待命状态。再次称量时按一下 ON 键就可使用。最后使用完毕,用毛刷清扫天平,关好天平门,拔下电源插头,盖上防尘罩,在"使用登记本"上登记。

(5)数据记录与结果处理:

日期:　　　　　　　室温:　　　　℃　　　　湿度:

样品质量	$m(g)=$

【问题讨论】

1.称量的方法有哪几种? 固定称量法和减量法各有何优缺点?

2.加减砝码或取放称量物品时,为什么必须把升降枢钮关好?

3.称量时如果整个刻度标尺偏向左方,需要加砝码还是减砝码? 如果偏向右方,需要加砝码还是减砝码? 为什么?

4.称量时砝码为什么要置于右盘中央?

【附注】

半自动电光分析天平

分析天平的种类较多,如摇摆式分析天平、阻尼分析天平、半自动电光分析天平、单臂电光分析天平等。它是定量分析中最主要而又常用的一种十分精确的称量仪器,最大载荷可达 200g,分度值为 0.1mg,故有万分之一分析天平之称。它是实验室中贵重而又精密的仪器。

各类分析天平在构造和使用方法上虽有些不同,但基本原理是相同的,都是按杠杆原理设计和制造的。

1.半自动电光分析天平的构造

半自动电光分析天平的构造如图 3-3-2 所示。

(1)横梁:天平的主要部件是横梁,它多用质轻坚固的铝合金制成,起平衡和承载物体的作用。横梁上有三把三棱形的玛瑙刀,其中一把装在横梁中间,刀口向下,称为支点刀;另外两把玛瑙刀等距离地分别安装在横梁的两端,刀口向上,称为承重刀。这三把刀口的棱边完全平行并且处于同一平面上。

横梁两端的承重刀上分别挂有吊耳,吊耳的上钩挂有秤盘,下钩挂空气阻尼器。阻尼器是由两个铝制的圆筒盒构成,其外盒固定在天平柱上,直径稍小的内盒挂在吊耳上,内外盒必须不相接触并没有摩擦。当天平摆动时,内盒随天平横梁在外盒内上下移动,由于盒内空气的阻力,使横梁很快停止摆动,便于读数。

横梁的顶端装有平衡调节螺丝,以调节天平的零点。

(2)立柱:位于天平正中。柱的上方嵌有玛瑙平板(刀承),用于称量时支持梁的中刀。称量时,轻轻启动升降旋钮时(向右旋转),此时天平梁和吊耳下降,三棱玛瑙刀与刀承相接触,同时托盘下降,天平梁自由摆动。当关闭升降旋钮时(向左旋转),天平梁和吊耳上升,玛瑙刀与刀承离开,同时托盘上升托住秤盘,使天平处于休止状态。天平两边负荷未达到平衡时,不可全开天平,因那样天平横梁倾斜太大,吊耳易脱落,使刀口受损。

天平的水平位置由前垫脚上面的螺丝来调节。使用天平时,首先应利用装在支柱上的水平仪调节天平到水平位置。

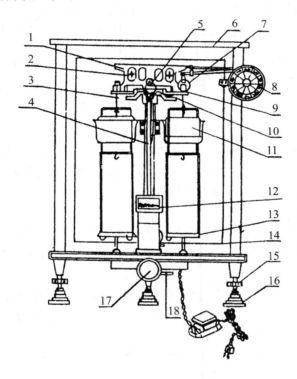

图 3-3-2　半自动电光分析天平

1.横梁　2.平衡砣　3.吊耳　4.指针　5.支点刀　6.框罩　7.圈形砝码
8.指数盘　9.支刀销　10.折叶　11.阻尼内筒　12.投影屏　13.秤盘
14.托盘　15.螺旋脚　16.垫脚　17.旋钮　18.微调杆

(3)天平箱:分析天平装在天平箱中,以减少气流、灰尘、水蒸气等对天平的影响。天平箱左门供取放被称量物,右门供取放砝码,前门供安装维修和清洁天平用。

在天平箱的右上方是圈码指数盘,转动时可往梁上加 10～990mg 的圈形砝码,指数盘是刻有圈码质量的数值,分内、外两圈。内圈由 10～90mg 组成,外圈由 100～900mg 组成。天平达平衡时,可由内外圈对准刻度线的数字读出圈码的质量

（见图 3-3-3）。

在天平梁指针的下端固定有一个透明的缩微标尺,标尺上刻有 10 个大格。每大格相当于 1mg,每大格又分 10 小格,每小格相当于 0.1mg。缩微标尺随指针左右摆动。标尺上的刻度很细小,必须通过光学装置放大才能看清。升降旋钮上装有电源开关,当天平梁放下时,天平后面照明筒内的小灯泡亮,此亮光经聚光管穿过指针下端的透明缩微刻度标尺,经透镜放大后,由反射镜反射到投影屏上,可读出 10mg 以下的质量。读数方法如图 3-3-4 所示。

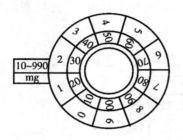

图 3-3-3　指数盘

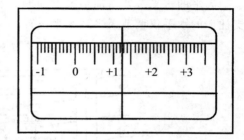

图 3-3-4　投影屏

（4）砝码:每台天平都配有一盒特制的砝码。砝码值是按一定顺序组成的,顺序为 100g,50g,20g,10g,5g,2g,1g。砝码盒内有一把镊子用以夹取砝码。砝码除放在砝码盒内或秤盘上外,不得放在其他地方。

2. 天平的零点及停点

（1）天平的零点及停点:天平不载重并处于平衡状态时,指针在投影屏上显示的刻度位置叫作零点。载重情况下,天平处于平衡状态时,指针在投影屏上显示的刻度位置叫作停点。

调节天平零点时,启动天平,使投影标尺的 0 刻度线与投影屏上的标线重合。若相差较大时,可调节横梁上的平衡螺丝。若相差不大时,可拨动零点调节器拨杆,左右移动投影屏,使两刻度线重合。

（2）天平的灵敏度:分析天平的灵敏度是指在一侧秤盘上增加 1mg 质量时,平衡点移动的格数,用格·mg^{-1} 表示。

通常也用“感量”来表示灵敏度。所谓感量就是指天平的平衡点产生一个分度的变化所需的质量,以 $mg·格^{-1}$ 表示。它是灵敏度的倒数:

$$感量 = \frac{1}{灵敏度}$$

在电光天平秤盘上加 10mg 砝码时,若指针偏移 10 格,灵敏度为 1 格·mg^{-1}。一般分析天平的灵敏度可用下式表示:

$$E = \frac{l}{W·h}$$

式中,W 为横梁重,h 为支点与横梁重心之间的距离,l 为天平臂长。由上式可见,天平的灵敏度 E 与 l 成正比,而与 $W·h$ 成反比。

3.分析天平使用规则

(1)一般检查与校正:称量前首先检查横梁、秤盘、吊耳等是否正常,天平是否水平,盘面及箱内如有灰尘,应用毛刷清扫干净。慢慢旋转升降枢钮,启动天平,观察天平摆动是否正常,若不正常,应找出原因及时处理。

(2)零点调节:空载时天平的停点称为零点。慢慢启动天平,观察投影屏上的标线与0刻度是否重合。若偏离较远,调平衡螺丝;若偏离较小,可用微调杆加以调节。使天平空载时的读数为0.0000g。

(3)称量:物品放左盘中央,根据粗称之质量,按由大到小折半加入的顺序将砝码加到右盘中央。慢慢启动天平,观察标尺移动方向,通常标尺总是移向重方,此时,可视其具体情况加减砝码、环码。天平完全启动后,停点在0～10mg内为止。准确读取砝码、环码、投影屏内数值,据此确定被称物的质量。

例如:右盘砝码质量为20g;

指数盘读数为0.23g;

投影屏读数为0.0016g;

被称物品质量为20.2316g。

记录数据后,重新核对一次。确保准确无误。此数值即为被称物品的准确质量。

(4)称量时,被称物的质量不能超过天平的最大载荷限度。不能直接称量热物体。有腐蚀性或潮湿的物体,不能直接放在天平盘上称量,应放在表面皿或坩埚内称量。

(5)加减砝码或样品时,一定要在天平休止后进行。绝不允许对没有休止的天平做任何接触,以保护玛瑙刀口的锋利,保持天平的灵敏度。

(6)旋转升降旋钮或指数盘时,动作要轻要慢,否则易改变天平的正常状态,使横梁错位,环码跳出,造成不必要的损失和误差。

(7)在调零点或达平衡读数时,必须关闭天平箱两边门。称量数据一定要记录在报告纸上,切勿记在废纸片上。

(8)称量完毕,要休止天平,取出被称物品,砝码放回原盒中。指数盘转到零位,关好天平门,再慢慢启动天平,调整零点。最后休止天平,盖好天平罩,认真填写仪器使用情况登记卡。经指导教师检查后,方可离开天平室。

4.称量方法

(1)直接称量法:常用于性质稳定、不吸收水分的试样,如金属、矿石等。如称量称量瓶的质量时,用纸条夹住称量瓶,放入左盘中央。右盘按由大到小顺序加放调试砝码,直至最后多加10mg砝码显重,少加10mg砝码显轻时,完全启动天平使达平衡点。据右盘中的砝码和指数盘读数及投影屏读数确定称量瓶的质量。

质量记录以克为单位时,整数部分由砝码确定,小数点后第1、第2位数字由指数盘读数确定,小数点后第3、第4位数在投影屏上读出。

(2)固定质量称量法:先称出器皿质量,再加砝码为欲称取试样的质量。用角匙慢慢加入试样,直到平衡点与称表面皿时的平衡点一致为止。此时,表面皿中试样的质量就是所需固定质量的试样。

(3)减量称量法:称取一定质量范围内的样品时常采用此法。称量时一般用称量瓶,称量瓶应洗净、烘干,放置冷却后用纸条夹取。

称量时,将盛有样品的称量瓶放在左盘上,称出总重为 $m_1(g)$,然后取出称量瓶置烧杯上方,用瓶盖敲击瓶口,使样品慢慢落入烧杯中。当倾出样品在所需范围内时,慢慢将称量瓶竖起,轻敲瓶口,使附在瓶口的试样落入瓶内,盖好瓶盖。于天平上称出其质量为 $m_2(g)$。$m_1 - m_2$ 为倾出样品质量。这种方法称为减量法,也叫做减重称量法。

5.半自动电光分析天平的常见故障及其排除方法

(1)启动天平后灯泡不亮。主要有以下几种原因:

①灯泡被烧坏,更换灯泡后即恢复正常。

②压在升降旋钮横杆上的弹簧片接触不良。休止天平后,用手向上按一按此弹簧片末端,即可恢复正常。

③线路故障,因某些接线部分接触不良,可借万用电表,查出接触不良的部位进行修复。

(2)启动天平后平衡点与零点相距较远,可能是横梁错位或环码脱落所致。经仔细检查后,若横梁错位,应请老师将其调回原位;若环码落下,必须用镊子夹住环码放回原位。

(3)称量过程中若出现加 10mg 环码荧屏标尺刻度过 10,减 10mg 环码荧屏标尺刻度小于零刻度的情况,可能是环码相互放错了位置,要进行仔细检查,重新调整环码的位置。

电子天平

电子天平是新一代的天平,它是利用电子装置完成电磁力补偿的调节,使物体在重力场中实现力的平衡,或通过电磁力矩的调节,使物体在重力场中实现力矩的平衡。电子天平最基本的功能是自动调零、自动校准、自动扣除空白和自动显示称量结果。

1.基本结构

电子天平的结构设计一直在不断改进和提高,向着功能多、平衡快、体积小、重量轻和操作简便的方向发展。但就其基本结构和称量原理而言,各种型号的都差不多。

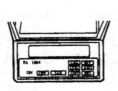
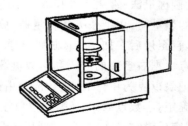

图 3-3-5 AB204-N 型电子天平

图 3-3-5 所示是 AB204-N 型电子天平。

2.电子天平的使用方法(以 AB204-N 型为例)

一般情况下,只使用开/关键、除皮/调零键和校准/调整键。

使用时的操作步骤如下:

(1)使用前观察水平仪是否水平,若不水平,需调整水平调节脚。

(2)接通电源,预热 30min 后方可开启显示器。

(3)轻按 ON 键,显示屏全亮,出现 $\frac{+}{0}$ 8888888%g,约 2s 后,显示天平的型号,然后是称量模式。

(4)如果显示不正好是 0.0000g,则需按一下 O/T 键。

(5)将容器(或被称量物)轻轻放在秤盘上,待显示数字稳定并出现质量单位"g"后,即可读数,并记录称量结果。若需清零、去皮重,轻按 O/T 键,显示消隐,随即出现全零状态,容器质量显示值已去除,即为去皮重;可继续在容器中加入药品进行称量,显示出的是药品的质量;当拿走称量物后,就出现容器质量的负值。

(6)称量完毕,取下被称物,按一下 OFF 键(如不久还要称量,可不拔掉电源),让天平处于待命状态;再次称量时按一下 ON 键就可使用。最后使用完毕,应拔下电源插头,盖上防尘罩。

实验四 置换法测定金属镁的相对原子质量

【目的要求】

1.学会置换法测定金属相对原子质量的方法,理解理想气体状态方程式、气体分压定律的应用。

2.学会使用分析天平、量气管、气压计。

【基本原理】

金属镁从稀酸中置换出氢气时,氢气的质量与消耗的金属质量之间存在着定量关系:

$$Mg + H_2SO_4 \Longrightarrow MgSO_4 + H_2 \uparrow$$

$$1mol \qquad\qquad\qquad 1mol$$

$$\frac{m_{Mg}}{M_{Mg}} \qquad\qquad\qquad \frac{m_{H_2}}{M_{H_2}}$$

在一定温度和压力下,可以测量出被一定量金属镁置换出的氢气体积,由理想状态方程式计算出氢气的质量,从而得到金属镁的相对原子质量。

(1)氢气的质量: $p_{H_2}V_{H_2} = \frac{m_{H_2}}{M_{H_2}}RT$

$$m_{H_2} = \frac{p_{H_2}V_{H_2}M_{H_2}}{RT}$$

方程中：p_{H_2} 为氢气分压，单位 kPa，可由：$p_{H_2} = p_{大气压} - p_{H_2O}$（$p_{H_2O}$ 为 T 时的饱和蒸气压）求出；V_{H_2} 为氢气体积，单位为 L；M_{H_2} 为氢气摩尔质量；T 为绝对温度，$T = 273.2 + t℃$；R 为气体常数，其值为 $8.314 kPa \cdot L \cdot mol^{-1} \cdot K^{-1}$。

（2）金属镁的相对原子质量：$M_{Mg} = (m_{Mg}/m_{H_2}) \times M_{H_2}$

【仪器牙口药品】

测定金属原子量的装置（见图 3-4-1），镁条，$2 mol \cdot L^{-1} H_2SO_4$ 溶液，分析天平。

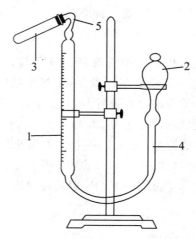

图 3-4-1　测定金属原子量装置
1.量气筒；2.平衡漏斗；3.反应管；4,5.乳胶管

【实验步骤】

1.准确称取 2 份已擦去表面氧化膜的镁条，每份约 0.025g。

2.按图装置仪器。将量气管内装水至略低于刻度"0.00"处。上下移动平衡漏斗以赶尽附着在胶管和量气管内壁的气泡。然后把连接反应管和量气管的塞子塞好。

3.检漏。把漏斗下移一段距离，并固定在一定位置上。如果量气管中的液面只在开始时稍有下降，以后（稍候片刻）即维持恒定，说明装置不漏气；如果不能保持恒定，则应检查各接口处是否严密，经检查调整后，再重复上述检漏操作，直至确保不漏气为止。

4.使量气管液面保持在刻度"0.00"以下，然后用小漏斗将 5mL $2 mol \cdot L^{-1}$ H_2SO_4 注入小试管中（切勿使酸沾在试管壁上）。将镁条用蒸馏水湿润，稍微倾斜试管，将镁条贴于试管壁上部，勿使镁条与硫酸溶液接触。装好试管，塞紧橡皮塞，再检查一次是否漏气。

5.把漏斗 2 移至量气管右侧，使两者的液面保持同一水平，记录量气管中液面位置。

6.将试管底部略微抬高，使镁条与硫酸接触。此时，由反应产生的氢气进入量气管中并将管中的水压入漏斗内。为避免管内压力过大，在液面下降时，漏斗也相应地向下移动，使量气管内液面和漏斗中液面保持同一水平。

7.镁条反应完全后,待试管冷至室温,使漏斗与量气管液面处于同一水平,记录液面位置。稍等 1～2min 以后,再重复读数 1 次。若两次读数相等,则表明管内气体温度已与室温相同。记录室温和大气压。

用另一份已称重的镁条重复实验 1 次。

数据处理

实验序号	1	2	
镁条质量 m_{Mg}			室内温度($t℃$):
反应前量气管液面位置(mL)			大气压力(kPa):
反应后量气管液面位置(mL)			$t℃$ 时饱和水蒸气压力(kPa):
氢气体积(mL)			
氢气质量 m_{H_2}			氢气分压(kPa):
镁的相对原子质量 M_{Mg}			
相对误差			

【问题讨论】

1.所称镁条的质量太少或太多对实验有无影响?

2.硫酸溶液的浓度和用量是否需要准确控制和量取?为什么?

实验五　葡萄糖相对分子量的测定及渗透压对细胞形态的影响

【目的要求】

1.学习利用凝固点降低法测定溶质的相对分子量及溶液的渗透压。

2.掌握低渗、等渗、高渗溶液的配制。

3.观察细胞在渗透压不同的溶液中之形态。

【基本原理】

将溶质溶于溶剂中,溶剂的凝固点则降低,即溶液的凝固点低于纯溶剂的凝固点。

溶液的浓度很稀时,溶液凝固点降低值与溶液的质量摩尔浓度成正比。

$$T_f^0 - T_f = \Delta T_f = K_f \cdot b_B$$

式中,T_f^0 为纯溶剂的凝固点;T_f 为溶液的凝固点;ΔT_f 为溶液的凝固点降低值;K_f 为溶剂的摩尔凝固点降低常数。

若称取溶质 $m(g)$,溶剂 $W(g)$配成稀溶液,则溶液的质量摩尔浓度为:

$$b_B = \frac{m/M}{W} \cdot 1000$$

式中,b_B 为溶液的质量摩尔浓度;M 为溶质的摩尔质量。

已知溶剂的 K_f 值,测得溶液的凝固点降低值 ΔT_f,可运用下式计算出溶质的摩尔质量,即得溶质的相对分子质量:

$$M = \frac{K_f}{\Delta T_f} \cdot \frac{M \cdot 1000}{W}$$

根据范特荷甫渗透压计算公式及溶液的凝固点降低值,可计算出溶液的渗透压:

$$\Pi = b_B RT = \frac{\Delta T_f}{K_f} RT$$

式中,R 为 $8.314 \times 10^3 \, Pa \cdot L \cdot mol^{-1} \cdot K^{-1}$;$T$ 为热力学温度。

人体正常红细胞呈扁圆形,边缘厚,中间薄。在等渗溶液中,其形状不变;在低渗溶液中细胞易溶胀破裂;在高渗溶液中易皱缩形成血栓。

【仪器和药品】

凝固点测定装置,光学显微镜,血色素吸管($20\mu L$),6 号注射针头,$0.1℃$ 分度温度计,载玻片,盖玻片,葡萄糖(分析纯),粗食盐,冰,70% 酒精消毒棉球,消毒干棉球,$5\%(W/W)$ 葡萄糖标准溶液。

【实验步骤】

1. 凝固点降低法测定葡萄糖相对分子质量

(1)制冰盐水混合物:在玻璃缸或大烧杯中,加自来水适量,约占容器体积 1/3,放入外搅拌器,加足量小冰块和粗食盐至溶液饱和,控制温度在 $-2 \sim -4℃$,为保持此温度,实验过程中应及时补充冰和粗食盐。

(2)纯溶剂水的凝固点测定:取蒸馏水 40mL 置冰点管中,按图 3-5-1 组装装置,然后均匀地上下搅拌冰点管内的水,同时不断搅动冰水浴,直至管内有冰晶析出。此时温度略有回升,待温度恒定时,记录数据,可借助放大镜观察读数,读取至小数点后第 2 位。取出冰点管,待冰晶融化,重复测定 1 次,取其平均值为纯溶剂水的凝固点 T_f^0。

(3)葡萄糖溶液凝固点测定:用待测葡萄糖溶液冲洗冰点管 3 次。取 40mL $5\%(W/W)$ 葡萄糖标准溶液,注入冰点管中,按上述方法测定葡萄糖溶液的凝固点。重复测定 1 次,取其平均值即为葡萄糖溶液的凝固点 T_f。

(4)数据处理:将测得的数据填入下表。

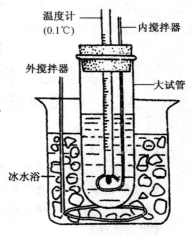

图 3-5-1 凝固点测定装置

测定项目	第 1 次	第 2 次	第 3 次
水的凝固点 T_f^0			
葡萄糖溶液的凝固点 T_f			

根据表中的数据计算下列值：

葡萄糖的相对分子质量 $M=$

葡萄糖溶液的渗透压 $\Pi=$

2.观察红细胞在低渗、等渗、高渗溶液中的形态

(1)配制不同渗透压的溶液：取固体葡萄糖按下表配制成 3 种浓度的溶液。

项　　目　　　序　号	1	2	3
配制浓度(mol·L⁻¹)	0.1	0.28	0.50
配制体积(mL)	10	10	10
称取葡萄糖的质量(g)			
渗透压(mmol·L⁻¹)			

取 3 支洁净干燥小试管，分别注入 1mL 上述配制的溶液备用。

(2)红细胞混悬液的制备：采血可在手指或耳垂部，通常以耳垂取血较好，不易感染。取血时轻揉耳垂片刻，用 70% 酒精消毒棉球擦洗耳垂部，待酒精稍干后，手指夹住耳垂，用消毒注射针头(酒精灯上烧红亦可)快速刺破耳垂下缘，轻轻挤压耳垂，第一滴血用干棉球擦去，然后用血色素吸管吸耳血液，在上述 3 支试管中各注入血液 10μL，摇匀，即得红细胞混悬液。

(3)观察红细胞形态：从上述 3 支小试管中，各取一滴红细胞混悬液，分别滴于载玻片上，盖上盖玻片，置于显微镜载物台上，转动粗调焦轮，使低倍镜(1∶10)处于最低位置(注意勿将盖玻片压碎)，然后边观察边调节粗调焦轮，使镜头由低向高移动，调至血涂片中红细胞形态清晰，再换用高倍镜(1∶45)观察，调节微调焦轮至镜内成像清晰可见。观察比较 3 种浓度溶液中红细胞的形态。必要时，可与标准血涂片比较。

【问题讨论】

1.冰盐水混合物为什么可使温度降至 0℃ 以下？

2.试解释在低渗、等渗、高渗溶液中，红细胞的形态为何不同？

3.将所测得的葡萄糖分子量与理论值比较，分析造成误差的因素。

【附注】

1.溶剂的凝固点是其固液两相共存时的温度。当温度继续降至凝固点时，往往难以形成固相(因为结晶是分子按一定晶形有序排布)；待温度继续降至凝固点以下有晶体生成时，放出的凝固热使体系温度回升。当固相与液相共存，放热与散热达到平衡时，则温度恒定，此固液两相平衡时的温度，即为溶液的凝固点，这种现象称之为过冷现象。

2.在实验过程中，控制适当的过冷程度，需注意以下几点：

(1)冰盐水混合物温度以不低于所测液体凝固点 3℃ 为宜。

(2)内搅拌器应套在温度计外面，温度计水银球距管底部约 1cm；上下搅拌时，上至液面下至管底部，以每秒约 1 次的速度均匀搅拌，不宜停顿，尽量不要使液体溅到管壁上，同时避免内搅拌器触及管壁和温度计。

（3）过冷程度控制不当,冰点管内液体易在管壁结成冰套。若有冰套形成,应将其取出或暖融,重新操作。

实验六　电解质溶液的性质

【目的要求】

1. 加深对同离子效应和溶度积原理的理解。

2. 了解盐类水解及影响水解的因素。

3. 学会离心分离方法。

【基本原理】

在弱电解质溶液中加入与其具有相同离子的强电解质,使弱电解质的电离度减小,这种影响称之为同离子效应。

在难溶电解质的饱和溶液中存在着溶解和沉积两个过程,当二者达到平衡时,溶液中离子浓度幂的乘积为一常数,用 K_{sp} 表示,这一关系称为溶度积原理。

当离子积 $Q>K_{sp}$ 时,有沉淀析出;

当离子积 $Q=K_{sp}$ 时,溶液达饱和;

当离子积 $Q<K_{sp}$ 时,溶液中沉淀溶解。

如果溶液中同时含有多种离子且都能与同一沉淀剂反应生成沉淀,其先后顺序可依据溶液中各种离子的浓度和相应沉淀的 K_{sp} 值判断。通常,我们将这种按一定顺序先后发生沉淀的现象称为分步沉淀。

盐的水解是离子碱（如 Ac^-）或离子酸（如 NH_4^+）与 H_2O 之间的反应,也是酸碱反应（放热反应）的逆过程。由于水解是吸热反应并有平衡存在,因此,升高温度和稀释溶液都有利于水解的进行。

【仪器和药品】

刻度试管,离心管,离心机,吸量管,瓷反应板,$2mol \cdot L^{-1} NH_3 \cdot H_2O$,$0.1mol \cdot L^{-1} NH_4Ac$ 溶液,$0.1mol \cdot L^{-1} MgCl_2$ 溶液,$0.1mol \cdot L^{-1} NH_3 \cdot H_2O$ 溶液,NH_4Ac（固体）,$0.05mol \cdot L^{-1} K_2CrO_4$ 溶液,$0.1mol \cdot L^{-1} NH_4Cl$ 溶液,$0.1mol \cdot L^{-1} K_2CrO_4$ 溶液,$0.1mol \cdot L^{-1} HAc$ 溶液,$1mol \cdot L^{-1} NH_4Cl$ 溶液,$0.1mol \cdot L^{-1} Na_2S$ 溶液,$0.01mol \cdot L^{-1} Pb(NO_3)_2$,$0.1mol \cdot L^{-1} NaAc$ 溶液,$0.1mol \cdot L^{-1} SbCl_3$ 溶液,$0.02mol \cdot L^{-1} KI$ 溶液,$0.1mol \cdot L^{-1} Pb(NO_3)_2$ 溶液,$1mol \cdot L^{-1} NaAc$ 溶液,$0.1mol \cdot L^{-1} KI$ 溶液,$0.1mol \cdot L^{-1} AgNO_3$ 溶液,$6mol \cdot L^{-1} HCl$ 溶液,$0.1mol \cdot L^{-1} NaCl$ 溶液,酚酞,甲基橙,pH 试纸,饱和 Na_2S 溶液,NH_4Cl（固体）。

【实验步骤】

1. 同离子效应

（1）在试管中加入 $1mL$ $0.1mol \cdot L^{-1} NH_3 \cdot H_2O$ 溶液和 1 滴酚酞指示剂,观察并记录溶液颜色的变化。再加入少量固体 NH_4Cl 振摇试管,观察并记录溶液颜色变化。

(2)在试管中加入 1mL 0.1mol·L⁻¹ HAc 溶液和 1 滴甲基橙指示剂,观察并记录溶液的颜色变化。再加入少量固体 NH_4Cl 振摇试管,观察并记录溶液颜色变化。

2.溶度积原理

(1)沉淀的生成:试管中加 2 滴浓度为 0.01mol·L⁻¹ 的 $Pb(Ac)_2$ 溶液,2 滴 0.02mol·L⁻¹ KI 溶液,振摇试管,观察并记录沉淀的生成和颜色。

(2)分步沉淀:试管中加入 3 滴 0.1mol·L⁻¹ Na_2S 溶液和 3 滴 0.1mol·L⁻¹ K_2CrO_4 溶液,并稀释到 3mL。逐滴加入 0.1mol·L⁻¹ $Pb(NO_3)_2$ 溶液。观察并记录首先生成沉淀的颜色,解释原因。

(3)沉淀的溶解:试管中加入 2mL 0.1mol·L⁻¹ $MgCl_2$ 溶液和 2mol·L⁻¹ 氨水数滴,观察沉淀的生成,再加数滴 1mol·L⁻¹ NH_4Cl 溶液,观察沉淀是否溶解并说明原因。

(4)沉淀的转化:在离心管中加入 20 滴 0.1mol·L⁻¹ $AgNO_3$ 溶液和 10 滴 0.1mol·L⁻¹ K_2CrO_4 溶液,水浴微热 1min,冷却后离心分离,弃去上层清液,再加 1mL 蒸馏水洗涤沉淀,离心分离,弃去上层清液后加 5 滴饱和 Na_2S 溶液。观察记录现象,并解释之(离心分离方法见附注)。

3.盐类水解

(1)观察水解现象:分别取 0.1mol·L⁻¹ NaAc 溶液,1mol·L⁻¹ NH_4Cl 溶液,0.1mol·L⁻¹ NaCl 溶液和 0.1 mol·L⁻¹ NH_4Ac 溶液各 3 滴于瓷反应板不同凹穴内,用 pH 试纸分别测其 pH 并记录。

(2)温度对水解平衡的影响:于试管中加入 1 mol·L⁻¹ NaAc 溶液 1mL,酚酞指示剂 1 滴,加热至沸,观察并记录溶液颜色的变化。

(3)酸度对水解平衡的影响:于试管中加入 2 滴 0.1 mol·L⁻¹ $SbCl_3$ 溶液和 5mL 水,观察有何现象发生。用 pH 试纸测其 pH,再加数滴 6 mol·L⁻¹ HCl 溶液,又有何变化。

【问题讨论】

1.自己设计一个内容包括离心分离操作的实验。设计要求首先有沉淀生成,离心分离,再使沉淀转化。

2.AgCl 的 K_{sp} 大于 $AgCrO_4$ 的 K_{sp},为什么分步沉淀时,前者先于后者?

3.不同浓度醋酸溶液的 K_a 是否相同?同一醋酸溶液在不同温度时的 K_a 是否相同?为什么?

【附注】

离心机的使用方法

把沉淀和溶液分开,常用离心沉降的方法:当盛有混合物的离心管在离心机中迅速旋转时,沉淀微粒在离心力作用下被抛向底部,沉在管的尖端,溶液则变澄清。

必须注意,电动离心机是高速旋转的,为避免发生危险,应按要求规范操作如下：

(1)为避免离心管碰破,在离心机套管的底部垫上少许棉花,然后放入离心管。

(2)为避免旋转时震动,离心管要成对对位放置,且管内液面基本相等。只有一个样品时,应在对位上放一盛有等量水的离心管。

(3)启动离心机时,转速要渐渐地由慢到快。停止时,也要渐渐地由快变慢,最后任其自行停止,再取出离心管。

电动离心机的转速要视沉淀的性质而定:结晶形或致密形沉淀,大约1000r/min,2min 即可;无定形和疏松沉淀,转速应在 2000r/min,经 4min 即可。若仍不能分离,应设法促使沉淀凝聚,然后分离。

(4)沉淀和溶液分离:经过离心沉降后,离心管下端为沉淀,上面为溶液,可用吸管在倾斜离心管的情况下将溶液吸出。注意用吸管吸溶液时,必须在插入溶液前捏瘪橡皮头,插入溶液后要慢慢放松橡皮头,使溶液缓慢吸入管中。重复操作多次,可将溶液与沉淀分离。

实验七　缓冲溶液的配制与性质

【目的要求】

1.学习缓冲溶液的配制方法。

2.加深对缓冲溶液性质的理解。

【基本原理】

缓冲溶液的特点是:当加入少量强酸、强碱或适当稀释时,其 pH 不发生明显的改变。按照酸碱质子理论,缓冲溶液的缓冲体系为共轭酸碱对。缓冲溶液近似 pH 可用 Henderson-Hasselbalch 方程式计算。

$$pH = pK_a + lg \frac{[共轭碱]}{[共轭酸]} \tag{1}$$

如果配制缓冲溶液时,共轭酸碱的浓度相同,上式可写为

$$pH = pK_a + lg \frac{V(共轭碱)}{V(共轭酸)} \tag{2}$$

由公式(2)可知,若改变两者体积之比,可得到一系列 pH 不同的缓冲溶液

缓冲能力的大小常用缓冲容量表示。对于一定的缓冲溶液,当缓冲比为定值时,缓冲溶液总浓度越大,则缓冲容量越大。当总浓度相同时,缓冲比越接近1,缓冲容量越大。

【仪器药品】

酸度计,pH 复合电极,吸量管,酸式滴定管,容量瓶,20mL 量筒,pH＝4 的盐酸,甲基红指示剂,碱式滴定管,0.1mol・L⁻¹ NaAc 溶液,0.1mol・L⁻¹ HAc 溶液,1mol・L⁻¹ NaAc 溶液,1mol・L⁻¹ HAc 溶液,0.1mol・L⁻¹ NaOH 溶液,0.05 mol・L⁻¹ NaHCO₃ 溶液,2mol・L⁻¹ NaOH 溶液。

【实验步骤】

1.缓冲溶液的配制

计算 1# 缓冲溶液所需各组分体积；通过查阅手册（或本书后面的附录）确定 2# 各组分所需体积，然后一并填入下表。

缓冲溶液	pH	组分体积(mL)	实测 pH
1#	4	$0.1mol \cdot L^{-1}$ HAc _____	
配制 30mL		$0.1mol \cdot L^{-1}$ NaAc _____	
2#	10	$0.05mol \cdot L^{-1}$ NaHCO₃ _____	
配制 50mL		$0.1mol \cdot L^{-1}$ NaOH _____	

将 $0.1mol \cdot L^{-1}$ HAc 溶液和 $0.1mol \cdot L^{-1}$ NaAc 溶液分别装入酸式、碱式滴定管中，然后根据表中用量，在烧杯中配制 1# 缓冲溶液。配制 2# 缓冲溶液时，需准确量取所需体积的 NaHCO₃ 溶液和 NaOH 溶液，置于 50mL 容量瓶中，稀释至刻度，摇匀，备用。

用酸度计测定 1# 和 2# 缓冲溶液的 pH，并与标示值比较。保留 1# 缓冲溶液备用。

2.缓冲溶液的性质

取 3 支试管，分别加入 5mL 1# 缓冲溶液，按照下表用量分别加入酸、碱和水，摇匀后用 pH 试纸测量 pH，并记入下表中。

依前述同样步骤，用 pH＝4 的盐酸代替 1# 缓冲溶液进行实验，将结果记入下表中，根据实验结果总结性质并解释原因。

所加试剂及体积　　　pH　　溶液	$0.1mol \cdot L^{-1}$ HCl 4 滴	$0.1mol \cdot L^{-1}$ NaOH 4 滴	蒸馏水 5mL
1# 缓冲溶液(pH＝4)			
盐酸(pH＝4)			

3.缓冲容量

(1)取 2 支试管，1 支加入 $0.1mol \cdot L^{-1}$ HAc 溶液和 NaAc 溶液各 5mL，另一支试管加入 $1mol \cdot L^{-1}$ HAc 溶液和 NaAc 溶液各 5mL，混匀。然后，分别向 2 支试管中加入甲基红指示剂 2 滴，观察溶液颜色，判断两管 pH 是否相同？再分别滴加 $2mol \cdot L^{-1}$ NaOH 溶液至溶液刚变黄色。记录各管所加 NaOH 溶液的滴数，并解释原因。

(2)在 2 支滴定管中分别装入 $0.1mol \cdot L^{-1}$ HAc 溶液和 $0.1mol \cdot L^{-1}$ NaAc 溶液，按表中用量配制 3# 和 4# 缓冲溶液，用酸度计测定 pH 记入下表中。然后分别加入 $0.1mol \cdot L^{-1}$ NaOH 溶液 2.00mL，混匀后再测其 pH。记录数据并解释之。

	缓冲溶液	HAc：NaAc	pH	加碱后 pH	ΔpH
3#	15.00mL HAc				
	15.00mL NaAc	1：1			
4#	5.00mL HAc				
	25.00mL NaAC	1：5			

【问题讨论】

用 Henderson-Hasselbalch 方程式计算的 pH 为何是近似的？应怎样校正？

【附注】

一、PHS-3C 酸度计的使用方法

1.仪器结构

（1）仪器主机:外形结构

图 3-7-1 所示为 PHS-3C 酸度计的外形结构。

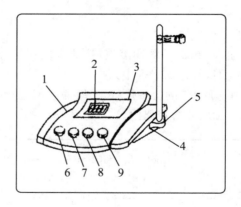

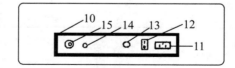

图 3-7-1　PHS-3C 酸度计的外形结构

1.机箱盖　2.显示屏　3.面板　4.机箱底　5.电极梗插座　6.定位调节旋钮

7.斜率补偿调节旋钮　8.温度补偿调节旋钮　9.选择开关旋钮(pH,mV)

10.仪器后面板　11.电源插座　12.电源开关

13.保险丝　14.参比电极接口　15.测量电极插座

（2）仪器附件

PHS-3C 酸度计的附件如图 3-7-2 所示。

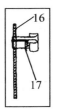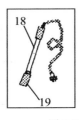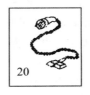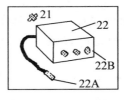

图 3-7-2 PHS-3C 酸度计的附件

16.电极梗 17.电极夹 18.E-201-C-9 型塑壳可充式 pH 复合电极

19.电极套 20.电源线 21.Q9 短路插头 22.电极转换器

22A.转换器插头 22B.转换器插座。

2.操作步骤

（1）开机前准备

①电极梗(16)旋入电极梗插座(5)，调节电极夹(17)到适当位置(见图 3-7-3)。

②复合电极(18)夹在电极夹(17)上，拉下电极(18)前端的电极套(19)(见图 3-7-4)。

③用蒸馏水清洗电极，清洗后用滤纸吸干(见图 3-7-5)。

（2）开机

①电源线(20)插入电源插座(11)(见图 3-7-6)。

②按下电源开关(12)，电源接通后，预热 30min，接着进行标定。

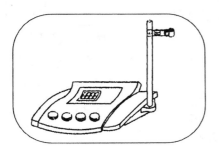

图 3-7-3

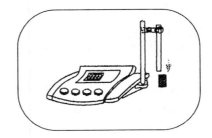

图 3-7-4

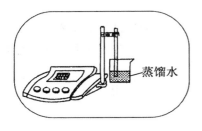

图 3-7-5

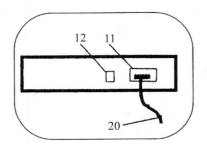

图 3-7-6

（3）标定

仪器使用前,先要标定。一般说来,仪器在连续使用时,要每天标定一次,具体步骤如图3-7-7所示。

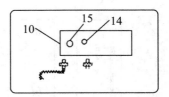

①在测量电极插座(15)处拔去 Q9 短路插头(21)。

②在测量电极插座(15)处插上复合电极。

③把选择开关旋钮(9)调到 pH 挡。

④调节温度补偿(8),使旋钮白线对准溶液温度值。

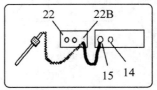

⑤把斜率调节旋钮(7)顺时针旋到底(即调节100%位置)。

⑥把清洗过的电极插入 pH＝6.86 的缓冲溶液中。

⑦调节定位调节旋钮,使仪器显示读数与该缓冲溶液温度下的 pH 相一致(如用混合磷酸盐定位温度为10℃时,pH＝6.92)。

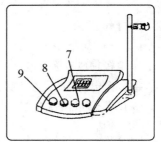

⑧用蒸馏水清洗电极,再插入 pH＝4.00(或 pH＝9.18)的标准缓冲溶液中,调节斜率旋钮使仪器显示读数与该缓冲液中当时温度下的 pH 一致。

⑨重复⑦～⑨直至不用再调节定位或斜率两调节旋钮为止,完成仪器标定。

注意:经标定后,定位调节旋钮及斜率调节旋钮不应再有变动。

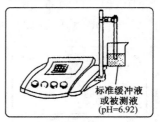

标定的缓冲溶液第一次应用 pH＝6.86 的溶液,第二次应接近被测溶液的值。如被测溶液为酸性时,缓冲溶液应选 pH＝4.00;如被测溶液为碱性时,则选 pH＝9.18 的缓冲溶液。

图 3-7-7

一般情况下,在 24 个小时内仪器不需再标定。

（4）溶液 pH 的测定

经标定过的仪器,即可用来测量被测溶液,方法如下:

①拔下电极套,用蒸馏水清洗电极头部,擦干;用被测溶液清洁1次。

②把电极浸入被测溶液中,轻摇烧杯,使溶液均匀,在显示屏上读出溶液的 pH。

③测量完毕,冲洗电极,并使之浸泡于氯化钾溶液中,备用。

（5）溶液电极电势(mV)值的测定

溶液电极电势(mV)值的测定方法如图 3-7-8 所示。

①把离子选择电极或金属电极和甘汞电极夹在电极架上。

②用蒸馏水清洗电极头部,用被测溶液清洗1次。

③把电极转换器的插头(22A)插入仪器后部的测量电极插座(15)内;把离子电极的插头插入转换器的插座(22B)内。

④把甘汞电极接入仪器后部的参比电极接口上。

⑤把两种电极插在被测溶液内,将溶液搅拌均匀后,即可在显示屏上读出该离子选择电极的电极电势(mV 值),还可自动显示正负极性。

⑥如果被测信号超出仪器的测量范围或测量端开路时,显示屏会不亮,作超载报警。

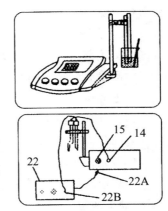

图 3-7-8

缓冲溶液的 pH 与温度关系对照表

温度(℃)	0.05mol·kg^{-1} 邻苯二甲酸氢钾	0.025mol·kg^{-1} 混合物磷酸盐	0.01mol·kg^{-1} 四硼酸钠
5	4.00	6.95	9.39
10	4.00	6.92	9.33
15	4.00	6.90	9.28
20	4.00	6.88	9.23
25	4.00	6.86	9.18
30	4.01	6.85	9.14
35	4.02	6.84	9.11
40	4.03	6.84	9.07
45	4.04	6.84	9.04
50	4.06	6.83	9.03
55	4.07	6.83	8.99
60	4.09	6.84	8.97

二、复合电极使用说明

1.用途

本电极是玻璃电极和饱和甘汞电极组合在一起的塑壳可充式复合电极,是 pH 测量元件,用于测量水溶液中的氢离子活度(pH)。它广泛用于化学工业、医药工业、染料工业和科研事业中。

2.技术规格

(1)测量范围(pH):0～14。

(2)测量温度:0～60℃(短时100℃)。

(3)零电位:(7±0.5)pH(25℃)(E-201-C)。

(4)百分理论斜率:PTS≥98.5%(25℃),(2±0.5)pH(25℃)(65-1AC)。

(5)内阻≤250MΩ(25℃)。

(6)碱误差:0.2pH(1mol·L^{-1} NaOH 溶液的 pH＝14)(25℃)。

(7)响应时间:到达平衡值的95%所需时间不大于1s。

3.插头座形式

可配插座 Q9-50KY,电极插头 Q6-J3;可配插座 Q9-50KY,电极插头 Q9-J3;可配插头座自制。

4.使用维护及注意事项

(1)电极在测量前必须用已知 pH 的标准缓冲溶液进行定位校准,为取得更正确的结果,已知 pH 要可靠,而且其 pH 愈接近被测值愈好。

(2)取下帽后要注意,在塑料保护栅内的敏感玻璃泡不与硬物接触,任何破损和擦毛都会使电极失效。

(3)测量完毕,不用时应将电极保护帽套上,帽内应放少量补充液,以保持电极球泡的湿润。

(4)复合电极的外参比补充液为 3mol·L^{-1} 的氯化钾溶液(附件有:内装浓度为 3mol·L^{-1}氯化钾溶液的小瓶 1 支,用户只需加入 20mL 蒸馏水摇匀,此溶液即为外参比补充液),补充液可以从上端小孔加入。

(5)电极的引出端必须保持清洁和干燥,绝对防止输出两端短路;否则将导致测量结果失准或失效。

(6)电极应与输入阻抗较高的酸度计(≥10^{12} Ω)配套,以便利用其能使电极得到良好保护的特性。

(7)电极避免长期浸在蒸馏水中或蛋白质溶液和酸性氟化物溶液中,并防止和有机硅油脂接触。

(8)电极经长期使用后,如发现梯度略有降低,则可把电极下端浸泡在 4% 的氢氟酸中 3～5s,用蒸馏水洗净,然后在氯化钾溶液中浸泡,使之复新。

(9)被测溶液中如含有易污染敏感球泡或堵塞溶液接界的物质,会使电极钝化,其结果是敏感梯度降低,或读数不准。如此,则应根据污染物质的性质,以适当溶液清洗,使之复新。

注意:选用清洗剂时,如能溶解聚碳酸树脂的清洗液,如四氯化碳、三氯乙烯、四氢呋喃等,则可能把聚碳酸树脂溶解后,涂在敏感玻璃球泡上,而使电极失效,请慎用!

污染物质和清洗剂列于下表,供参考。

污染物	清洗剂
无机金属氧化物	浓度低于 $1mol \cdot L^{-1}$ 的稀酸
有机油脂类物	稀洗涤剂(弱碱性)
树脂高分子物质	酒精、丙酮、乙醚
蛋白质血球沉淀物	酸性酶溶液(如干酵母片)
颜料类物质	稀漂白液,过氧化氢

实验八 化学反应速率与活化能

【目的要求】

1.验证浓度、温度、催化剂对化学反应速率影响的理论。

2.了解测定反应速率、反应级数、反应速率常数及反应活化能的原理和方法。

3.学会电磁搅拌器和恒温水浴的使用方法。

【基本原理】

在水溶液中,过二硫酸铵与碘化钾发生如下反应:

$$(NH_4)_2S_2O_8 + 3KI === (NH_4)_2SO_4 + K_2SO_4 + KI_3$$

$$S_2O_8^{2-} + 3I^- === 2SO_4^{2-} + I_3^- \tag{1}$$

该反应的反应速率 v 与反应物浓度 $[S_2O_8^{2-}]$ 和 $[I^-]$ 之间的关系可近似地用下式表示:

$$v = -\frac{\Delta[S_2O_8^{2-}]}{\Delta t} = k[S_2O_8^{2-}]^m[I^-]^n$$

式中,k 为反应速率常数,$m+n$ 为反应级数。

为了测出一定时间 Δt 内过二硫酸铵浓度的改变量 $\Delta[S_2O_8^{2-}]$,在 $(NH_4)_2S_2O_8$ 溶液和 KI 溶液混合的同时,加入淀粉和定量的 $Na_2S_2O_3$。这样,在反应(1)进行的同时还发生以下反应:

$$2S_2O_3^{2-} + I_3^- === S_4O_6^{2-} + 3I^- \tag{2}$$

反应(2)能瞬时完成,而反应(1)则慢得多。由(1)生成的 I_3^- 立即与 $S_2O_3^{2-}$ 作用生成无色的 $S_4O_6^{2-}$ 和 I^-,所以反应开始时溶液无色。随着反应的进行,当 $Na_2S_2O_3$ 耗尽,反应(1)生成的微量 I_2 立即与淀粉作用,使溶液由无色变为蓝色。

记录从反应开始到溶液出现蓝色所需时间 Δt。由于 Δt 时间内 $S_2O_3^{2-}$ 全部耗尽,剩余浓度为零,故此时 $Na_2S_2O_3$ 浓度的消耗量实际上等于其初始浓度 $[S_2O_3^{2-}]$。

由反应(1)和(2)可知:

$$-\Delta\left[S_2O_8^{2-}\right]=-\frac{\Delta\left[S_2O_3^{2-}\right]}{2}=\frac{1}{2}\left[S_2O_3^{2-}\right]$$

故反应速率可近似地用下式求出：

$$v=\frac{\Delta\left[S_2O_8^{2-}\right]}{\Delta t}=\frac{\left[S_2O_3^{2-}\right]}{2\Delta t}$$

【仪器和药品】

电磁搅拌器,恒温水浴,秒表,温度计,0.2％淀粉溶液,冰块,0.20mol·L^{-1}(NH$_4$)$_2$S$_2$O$_8$溶液,0.20mol·L^{-1} KI溶液,0.010mol·L^{-1} Na$_2$S$_2$O$_3$溶液,0.20mol·L^{-1}KNO$_3$溶液,0.20mol·L^{-1}(NH$_4$)$_2$SO$_4$溶液,0.02mol·L^{-1}的Cu(NO$_3$)$_2$溶液。

【实验步骤】

1.浓度对反应速率的影响

在一定温度(或室温)下,按实验表中实验编号1~5号的用量,将所需体积的KI溶液、淀粉溶液、Na$_2$S$_2$O$_3$溶液,KNO$_3$溶液或(NH$_4$)$_2$SO$_4$溶液放入同一烧杯中混匀,在不断搅拌下将所需量的(NH$_4$)$_2$S$_2$O$_8$溶液快速加入混合液中,同时启动秒表。当溶液刚出现蓝色时,立即停表记录时间,同时记录室温。将实验结果填入表中,然后根据实验结果,计算反应级数和反应速率常数。

为了保证溶液离子强度和总体积维持不变,KI和(NH$_4$)$_2$S$_2$O$_8$的不足量用KNO$_3$和(NH$_4$)$_2$SO$_4$补上。

浓度、温度对反应速率的影响

	实验编号	1	2	3	4	5	6	7
试剂用量(mL)	KI	10	5	2.5	10	10	5	5
	淀粉	2	2	2	2	2	2	2
	Na$_2$S$_2$O$_3$	4	4	4	2	1	4	4
	KNO$_3$	0	5	7.5	0	0	5	5
	(NH$_4$)$_2$SO$_4$	0	0	0	7	10.5	0	0
	(NH$_4$)$_2$S$_2$O$_8$	10	10	10	5	2.5	10	10
起始浓度	[KI](10^{-2}mol·L^{-1})	7.7	3.9	1.95	7.7	7.7	3.9	3.9
	[(NH$_4$)$_2$S$_2$O$_8$](10^{-2}mol·L^{-1})	7.7	7.7	7.7	3.9	1.95	7.7	7.7
	[Na$_2$S$_2$O$_3$](10^{-3}mol·L^{-1})	1.54	1.54	1.54	0.77	0.39	1.54	1.54
反应温度(℃)								
反应时间(s)								
反应速率(mol·L^{-1}·s^{-1})								

2.温度对反应速率的影响

按实验表中实验编号 6 的用量量取试剂,将盛有$(NH_4)_2S_2O_8$溶液的烧杯和盛有其余试剂混合液的烧杯同时置于冰水浴中冷却。当溶液温度较冷却前下降 10℃时,将两烧杯快速混匀,同时启动秒表。当溶液刚出现蓝色时,立即停表记时,并记录反应温度。

在高于室温约 10℃的条件下,测出 7 号实验的反应时间。

根据 2(室温条件)、6 和 7 号实验数据,求出反应活化能。

如果室温低于 10℃,可以在室温、比室温高出 10℃和高出 20℃三种情况下测定反应时间,求反应活化能。为减少实验误差,反应温度应尽量控制在 30℃以下。

3.催化剂对反应速率的影响

室温下按实验表中实验编号 2 的用量量取 KI 溶液、淀粉溶液、$Na_2S_2O_3$ 溶液,KNO_3 溶液溶液于烧杯中混匀,然后再加入 3 滴 $0.02mol \cdot L^{-1}$ 的 $Cu(NO_3)_2$ 溶液,在不断搅拌下迅速加入$(NH_4)_2S_2O_8$ 溶液,计时。与 2 号实验结果比较,作出结论。

【数据处理】

1.反应级数和反应速率常数的计算

由速率常数表达式 $v = k[S_2O_8^{2-}]^m[I^-]^n$ 得 $\lg v = m\lg[S_2O_8^{2-}] + n\lg[I^-] + \lg k$。同一温度下,固定$[I^-]$,改变$[S_2O_8^{2-}]$求出一系列反应速率 v,以 $\lg v$ 对 $\lg[S_2O_8^{2-}]$ 作图得直线,斜率为 n;将 m 和 n 代入速率方程式中就可求得反应速率常数 k。

实验编号	1	2	3	4	5
$\lg v$					
$\lg[S_2O_8^{2-}]$					
$\lg[I^-]$					
m					
n					
k					

2.活化能的计算

根据阿仑尼乌斯方程式 $\lg k = -\dfrac{E_a}{2.303RT} + C$,计算出不同温度时的 k 值,以 $\lg k$ 对 $1/T$ 作图,求得直线斜率($-\dfrac{E_a}{2.303R}$),即可得到活化能 E_a。

实验编号	6	2	7
k			
$\lg k$			
$1/T$			
E_a(反应活化性)			

【问题讨论】

1. 若不用 $S_2O_8^{2-}$ 而用 I^- 或 I_3^- 的浓度变化来表示反应速率,则反应速率常数是否相同?

2. 实验中,当溶液刚出现蓝色时,是否意味着反应已经停止?为什么溶液出现蓝色时的时间与加入 $Na_2S_2O_3$ 的量有关?过多或过少对结果有何影响?

3. 下列情况对实验结果有何影响?

(1)取用 6 种试剂的量筒没有分开。

(2)先加 $(NH_4)_2S_2O_8$ 溶液,最后加 KI 溶液。

(3)慢慢加入 $(NH_4)_2S_2O_8$ 溶液。

(4)溶液温度升高到 30℃ 以上。

实验九　醋酸电离平衡常数的测定

【目的要求】

1. 通过测定醋酸的电离平衡常数,加深对弱电解质电离平衡常数的理解。

2. 学会用酸度计测量溶液 pH 的方法。

【基本原理】

醋酸是弱电解质,在溶液中存在电离平衡,其电离平衡常数为 K_a。可用醋酸起始浓度 c 和平衡时的 $[H^+]$ 来计算:

$$HAc \Longleftrightarrow H^+ + Ac^-$$

$$K_a = \frac{[H^+][Ac^-]}{[HAc]} = \frac{[H^+]^2}{c - [H^+]}$$

测定已知浓度的醋酸溶液的 pH,求出 $[H^+]$,便可计算出 K_a。为了获得较为准确的实验结果,在一定温度下,可测定一系列不同浓度的 HAc 溶液的 pH,求得一系列的 K_a 值,取其平均值,即为该温度下 HAc 的电离平衡常数。

【仪器和药品】

酸度计,碱式滴定管,锥形瓶,容量瓶,移液管,吸量管,烧杯,玻璃电极,浓度为 $0.2mol \cdot L^{-1}$ 的 HAc 溶液,酚酞指示剂,$0.2mol \cdot L^{-1}$ 的 NaOH 标准溶液,甘汞电极。

【实验步骤】

1. 标定原始醋酸溶液的浓度

用移液管吸取 20.00mL HAc 溶液于 250mL 锥形瓶中,加 2 滴酚酞指示剂,用 NaOH 标准溶液滴定至溶液呈微红色,摇匀后静置,30s 内不褪色为止。记录所用 NaOH 溶液的体积。重复滴定 2 次,3 次滴定结果相对偏差不大于 0.2%。将数据和计算结果列入下表中。

醋酸的浓度

滴定序号	1	2	3
标准 NaOH 溶液的浓度 c			
所取 HAc 溶液的量(mL)			
标准 NaOH 溶液的用量(mL)			
HAc 溶液浓度的测定值			
HAc 溶液浓度的平均值			

2. 配制不同浓度的醋酸溶液

准确量取 20.00mL,5.00mL,2.50mL 已标定过的 HAc 溶液于 3 个 50mL 容量瓶中,用蒸馏水稀释至刻度,摇匀,并依次编号。

3. 测定不同浓度醋酸溶液的 pH

用 4 个干燥的 50mL 烧杯,分别取约 25mL 上述 3 种浓度的 HAc 溶液和不经稀释的原始 HAc 溶液,按由稀到浓的顺序,分别用酸度计测定 pH,并记录温度,测得数据填入下表中。酸度计的使用方法见实验七。

醋酸的电离常数(温度　℃)

HAc 溶液的编号	1	2	3	4
［HAc］				
pH				
［H^+］				
K_a				

4. 数据处理

按上表中要求,计算出有关数据及 HAc 的电离平衡常数。

【问题讨论】

1. 能否用 Na_2CO_3 标准溶液测定醋酸溶液的浓度?

2. 用酸度计测量溶液的 pH,若不进行"定位"而直接测量可以吗?为什么?

实验十　离子交换法测定 $PbCl_2$ 溶度积

【目的要求】

1. 了解离子交换树脂的性质和使用方法。
2. 学习用离子交换法测定难溶电解质的溶解度和溶度积。
3. 熟练掌握酸碱滴定的基本操作。

【基本原理】

离子交换树脂是分子中含有活性基团并能与其他物质进行离子交换的高分子化合物。含有酸性基团而能与其他物质进行阳离子交换的树脂称为阳离子交换树脂;含有碱性基团且能与其他物质交换阴离子的树脂称为阴离子交换树脂。由于离子交换树脂具有这一性质,因此其被广泛应用于水的净化和离子的分离测定。

本实验采用强酸型阳离子交换树脂,在进行 Pb^{2+} 交换前,首先将所用树脂转型,即将钠型阳离子交换树脂转换为氢型树脂,然后进行离子交换。

$$RSO_3^- Na + H^+ \rightleftharpoons RSO_3^- H^+ + Na^+$$

$$RSO_3^- H^+ + Pb^{2+} \rightleftharpoons (RSO_3^-)_2 Pb^{2+} + 2H^+$$

显然,经过交换后,从离子交换柱中流出酸性溶液,用 NaOH 标准溶液进行滴定,根据所消耗 NaOH 标准溶液的体积,计算 $PbCl_2$ 饱和溶液的浓度和实验溶度积常数 K_{sp}。

$$H^+ + OH^- \rightleftharpoons H_2O$$

$$1mol\ Pb^{2+} \sim 2mol\ H^+ \sim 2mol\ NaOH$$

根据等物质的量反应规则:

$$c(PbCl_2) \cdot V(PbCl_2) = c(2NaOH) \cdot V(NaOH)$$

$$c(PbCl_2) \cdot V(PbCl_2) = \frac{1}{2}c(NaOH) \cdot V(NaOH)$$

所以

$$c(PbCl_2) = \frac{\frac{1}{2}c(NaOH) \cdot V(NaOH)}{V(PbCl_2)}$$

在一定温度下的饱和溶液中:

$$[Pb^{2+}] = S(mol \cdot L^{-1})$$

$$[Cl^-] = 2S(mol \cdot L^{-1})$$

$$K_{sp} = [Pb^{2+}][Cl^-]^2 = S \times (2S)^2 = 4S^3$$

【仪器和药品】

离子交换柱,锥形瓶,移液管,温度计,碱式滴定管,长玻璃棒,pH 试纸,15～20 目强酸型阳离子交换树脂,溴百里指示剂,$PbCl_2$ 饱和溶液,$0.1mol \cdot L^{-1} NaOH$ 标准溶液,$2mol \cdot L^{-1} HCl$ 溶液,$2mol \cdot L^{-1} HNO_3$ 溶液。

【实验步骤】

1. 洗涤与装柱

将用 $2mol \cdot L^{-1} HNO_3$ 溶液浸泡 30min 的离子交换树脂经水洗至中性后，装入容积为 50mL 的离子交换柱内。操作时应注意将树脂连同浸泡液一起注入交换柱，并使树脂高度为柱体的 2/5。装柱过程中，注意树脂层不应有气泡。若出现气泡，可用一长玻璃棒伸入柱内树脂层上下搅动，将气泡导出。

2. 交换

测量并记录 $PbCl_2$ 饱和溶液的温度。准确量取 20.00mL $PbCl_2$ 饱和溶液于交换柱内。为使离子交换完全，控制交换柱流出液的速率为每分钟 20～25 滴，不宜太快。用锥形瓶承接流出液，待 $PbCl_2$ 饱和溶液液面略高于树脂面时，用约 25mL 蒸馏水分数次洗涤离子交换树脂，以保证交换出的 H^+ 全部被洗出。流出液一并承接于锥形瓶中，注意在交换和洗涤过程中勿使流出液丢失。

3. 滴定

流出液中加溴酚蓝指示剂 2～3 滴，用 $0.1mol \cdot L^{-1} NaOH$ 标准溶液滴定至溶液由黄色变为蓝色（pH＝6.5～7），即为滴定终点。记录所消耗的 NaOH 溶液体积。根据前面的公式求出 $PbCl_2$ 的 K_{sp}。

4. 树脂再生

将交换柱内树脂倾入 $2mol \cdot L^{-1} HNO_3$ 溶液中，使其浸泡转型，以备重复使用。

【问题讨论】

若准确量取 $PbCl_2$ 饱和溶液的混悬液，溶液中固体 $PbCl_2$ 对实验结果有何影响？

【附注】

$PbCl_2$ 饱和溶液的制备：将过量 $PbCl_2$（分析纯）溶于煮沸除去 CO_2 的水中，充分搅动并放置，使溶解达到平衡，然后用定量滤纸过滤（所用漏斗和容器必须是干燥的）。离子交换柱可用滴定管代替，但底部应填入少量脱脂棉。

实验十一 电导率法测定难溶电解质的溶解度

【目的要求】

1. 学会用电导率法测定难溶电解质的溶解度和溶度积。

2. 了解电导率仪的使用方法。

【基本原理】

1. 电导（G）

对于电解质溶液来说，其电导（符号 G，单位为西门子 S）与电极极片面积 A 成正比，与两极片间距离 l 成反比。

$$G = K \frac{A}{l} \tag{1}$$

式中，K 为比例系数，相当于相距 1m、面积均为 $1m^2$ 的两极片间溶液的电导，称为电导率（或比电导），单位为 $S \cdot m^{-1}$。A/l 为电导池常数，可以通过测定已知电导率 K 的 KCl 溶液的电导 G 来求得其数值。

$$\frac{A}{l} = \frac{G}{K}$$

电导池固定，则电导池常数为定值，任何电解质溶液的电导 G 均可利用测定其电导率 K 来求算。

2. 摩尔电导率（Λ_m）

摩尔电导率是相距 1m 的平板电极间含有 1mol 电解质时所具有的电导，它与电导率 K 的关系为：

$$\Lambda_m = KV_m \tag{2}$$

式中，V_m 为含有 1mol 电解质溶液的体积，单位为 $m^3 \cdot mol^{-1}$。电解质溶液的物质的量浓度 c_m，单位为 $mol \cdot m^{-3}$，则 V_m 应为 c_m 的倒数，即：

$$V_m (m^3 \cdot mol^{-1}) = \frac{1}{c_m (mol \cdot m^{-3})} \tag{3}$$

将式（3）代入式（2）得：

$$\Lambda_m = \frac{K}{c_m} \tag{4}$$

式中，Λ_m 的单位是 $S \cdot m^2 \cdot mol^{-1}$。

通常，物质的量浓度 c 的单位是 $mol \cdot dm^{-3}$（或 $mol \cdot L^{-1}$）。若将 c 代入式（4）则应乘以换算因子 $1000（c_m = 1000c）$，则：

$$\Lambda_m = \frac{K}{c} \cdot 10^{-3} \tag{5}$$

3. 无限稀释摩尔电导率（Λ_m^{∞}）

在无限稀释的溶液中，根据离子独立运动定律，电解质的 Λ_m^{∞} 可以认为是两种离子的摩尔电导率之和：

$$\Lambda_m^{\infty} = \Lambda_{m^+}^{\infty} + \Lambda_{m^-}^{\infty} \tag{6}$$

式中，$\Lambda_{m^+}^{\infty}$ 和 $\Lambda_{m^-}^{\infty}$ 为无限稀释时正负离子的摩尔电导率。

4. 难溶电解质溶解度的测定

由于难溶电解质在水中溶解度很小，溶液极稀，正、负离子间相互作用很小，其饱和溶液的摩尔电导率可视为等于无限稀释摩尔电导率 Λ_m^{∞}，即 $\Lambda_m \approx \Lambda_m^{\infty}$，然后将式（6）代入式（5）并移项，得物质的量浓度 c，即为溶解度：

$$c = K \frac{10^{-3}}{\Lambda_{m^+}^{\infty} + \Lambda_{m^-}^{\infty}} \tag{7}$$

以 $BaSO_4$ 为例，由实验测得其饱和溶液的电导率为 K（溶液），因为溶液极稀，故不能忽略溶剂水的电导率 $K(H_2O)$，即水电离出的 H^+ 和 OH^- 对溶液电导的贡献不能忽略。所以难溶盐 $BaSO_4$ 的电导率应等于溶液的电导率减去水的电导率。

$$K(BaSO_4) = K(溶液) - K(H_2O) \tag{8}$$

然后再根据式（7）求得难溶盐饱和溶液的浓度，计算其溶解度和溶度积常数。

【仪器和药品】

DDS-11A 型电导率仪,DJS-1 型铂黑电极,$BaSO_4$ 饱和溶液,$PbCl_2$ 饱和溶液, $0.01mol \cdot L^{-1} KCl$ 溶液。

【实验步骤】

1.蒸馏水电导率测定

将 DJS-1 型铂黑电极用蒸馏水冲洗 3 次,插入盛有一定体积蒸馏水的小烧杯中,使蒸馏水液面高出铂片 1～2cm,然后进行电导率测定。

2.$BaSO_4$ 饱和溶液电导率测定

将 DJS-1 型铂黑电极用 $BaSO_4$ 饱和溶液冲洗 3 次,插入盛有一定体积 $BaSO_4$ 饱和溶液的小烧杯中,测定其电导率。测定完毕,用蒸馏水冲洗电极数次,并将其浸泡于蒸馏水中。

3.$PbCl_2$ 饱和溶液电导率测定

将 DJS-1 型铂黑电极用 $PbCl_2$ 饱和溶液冲洗 3 次,插入盛有一定体积 $PbCl_2$ 饱和溶液的小烧杯中,测定其电导率。测定完毕,用蒸馏水冲洗电极数次,并将其浸泡于蒸馏水中。

数据记录

待测溶液	蒸馏水	$BaSO_4$ 饱和溶液	$PbCl_2$ 饱和溶液
电导率 K			
Λ_m^∞			
溶解度			
溶度积			

【DDS-11A 型电导率仪的操作方法】

1. 检查:在打开电源开关前,观察表针是否指零。如不在零处,需调整。

2. 将铂黑电极浸于重蒸馏水中数分钟后,将 K_2 扳至校正位置。

3. 接通电源,打开电源开关 K,指示灯 XE 亮,预热数分钟后调节 RW_3 使电表指示满刻度。

4. 将高周、低周开关 K_3 扳到适当位置(测定蒸馏水、$BaSO_4$ 时,K_3 扳向低周;测定 $PbCl_2$ 时则扳向高周)。

5. 量程选择开关 R_1 扳到适当位置(测定蒸馏水、$BaSO_4$ 时扳至 ×10 红线处,测定 $PbCl_2$ 时扳至 ×10^4 处)。

6. 调节 R_{w_2} 至与电极电导池常数相对应的位置。

7. 用少量待测溶液冲洗电极后,将其插入 K_x 内,并浸入待测溶液。

8. 调节 R_{w_3} 使指针指示满刻度。

9. 将 K_2 扳向"测量"挡,指针指示数乘以 R_1 所指示的倍数,即为此溶液的电导率,重复测定一次,取其平均值。

10. 将 K₂ 扳向"校正"位置,取出电极。

11. 测定完毕,切断电源,电极用重蒸馏水洗涤,并浸于重蒸馏水中备用。

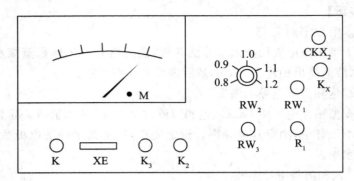

图 3-11-1　DDS-11A 型电导率仪的面板结构图

M—表头螺丝　K—电源开关　XE—指示灯　K₃—高周、低周开关　K₂—校正测量开关

RW₃—校正调节器　RW₂—电极常数调节器　R₁—量程选择开关　RW₁—电容补偿调节器

Kₓ—电极插口　CKX₂—10mV 输出插口

【附注】

1. $0.01 \text{mol} \cdot \text{L}^{-1}$ KCl 溶液的电导率

温度(℃)	电导率($S \cdot m^{-1}$)	温度(℃)	电导率($S \cdot m^{-1}$)
18	0.1225	23	0.1359
19	0.1251	24	0.1386
20	0.1278	25	0.1413
21	0.1305	26	0.1441
22	0.1332	27	0.1468

2. 25℃无限稀释时离子的摩尔电导率

正离子	$10^4 \Lambda_m^{\infty}+$ ($S \cdot m^2 \cdot mol^{-1}$)	负离子	$10^4 \Lambda_m^{\infty}-$ ($S \cdot m^2 \cdot mol^{-1}$)
H^+	39.82	OH^-	198.00
Li^+	38.69	Cl^-	76.34
Na^+	50.11	Br^-	78.40
K^+	73.52	I^-	76.80
NH_4^+	73.40	NO_3^-	71.44
Ag^+	61.82	Ac^-	40.90

续表

正离子	$10^4 \Lambda_m^{\infty+}$ ($S \cdot m^2 \cdot mol^{-1}$)	负离子	$10^4 \Lambda_m^{\infty-}$ ($S \cdot m^2 \cdot mol^{-1}$)
$\frac{1}{2} Ca^{2+}$	59.50	ClO_4^-	68.00
$\frac{1}{2} Ba^{2+}$	63.64	$\frac{1}{2} SO_4^{2-}$	79.80
$\frac{1}{2} Sr^{2+}$	59.64		
$\frac{1}{2} Mg^{2+}$	53.06		
$\frac{1}{2} La^{3+}$	69.60		
$\frac{1}{2} Pb^{2+}$	61.00		

3. $0.01 mol \cdot L^{-1}$ KCl 溶液的配制

分析纯 KCl 经干燥处理后,准确称取 0.746g 于小烧杯中,用重蒸馏水溶解并稀释至 1000mL,摇匀即可。

4. $BaSO_4$ 和 $PbCl_2$ 饱和溶液的制备

称取约 1g 固体 $BaSO_4$ 于烧杯中,加 100mL 蒸馏水充分振荡,然后静置,倾去上清液(除去可溶性杂质)。再加蒸馏水溶解达饱和,过滤,滤液即为所需饱和溶液。($18 \sim 25℃$ 时 $BaSO_4$ 溶解度为 $1.05 \times 10^{-5} mol \cdot L^{-1}$。)

实验十二　氧化还原反应与电极电势

【目的要求】

1. 掌握根据电极电势判断氧化剂、还原剂的相对强弱,判断氧化还原反应进行的方向的方法。

2. 掌握浓度、酸度对电极电势的影响。

3. 通过实验加深对氧化还原反应可逆性的理解。

【基本原理】

氧化还原反应的实质是电子转移,物质在溶液中得失电子的能力与氧化还原电对的电极电势有关。电极电势越大,氧化型物质的氧化能力越强,还原型物质的还原能力越弱,反之亦然。因此,根据电极电势的相对大小,可以判断电对中氧化型物质或还原型物质的氧化能力或还原能力的相对强弱,也可以判断氧化还原反应进行的方向。

电极电势的大小与物质的本性有关。温度、浓度、介质酸度等条件均可导致电极电势的变化。

当温度一定时(T 为 298.15K),浓度与电极电势之间的关系可采用能斯特(Nernst)方程式表示

$$\varphi = \varphi^{\ominus} + \frac{0.0592}{n} \lg \frac{[氧化型]}{[还原型]}$$

介质的酸碱性与某些氧化还原过程有密切关系。

【仪器和药品】

检流计,锌片,铜片,碳棒,盐桥,$0.1mol \cdot L^{-1}$ KI 溶液,$0.1mol \cdot L^{-1}$ $FeCl_3$ 溶液,$0.1mol \cdot L^{-1}$ KBr 溶液,CCl_4,$0.1mol \cdot L^{-1}$ $FeSO_4$ 溶液,$0.1mol \cdot L^{-1}$ KSCN 溶液,$0.5mol \cdot L^{-1}$ $CuSO_4$ 溶液,$0.5mol \cdot L^{-1}$ $ZnSO_4$ 溶液,$3mol \cdot L^{-1}$ H_2SO_4 溶液,$6mol \cdot L^{-1}$ HAc 溶液,$0.01mol \cdot L^{-1}$ $KMnO_4$ 溶液,$0.1mol \cdot L^{-1}$ $Fe(NH_4)_2(SO_4)_2$ 溶液,$0.1mol \cdot L^{-1}$ Na_3AsO_3 溶液,$0.1mol \cdot L^{-1}$ Na_3AsO_4 溶液,$0.01mol \cdot L^{-1}$ I_2 溶液,$10mol \cdot L^{-1}$ NaOH 溶液,$3mol \cdot L^{-1}$ NH_4F 溶液,溴水,碘液,浓氨水,浓盐酸。

【实验步骤】

1. 定性比较电极电势的高低

(1)在试管中加入 10 滴 $0.1mol \cdot L^{-1}$ KI 溶液和 2 滴 $0.1mol \cdot L^{-1}$ $FeCl_3$ 溶液,摇匀后加入 0.5mL CCl_4,充分振荡,观察 CCl_4 颜色有何变化?用 $0.1mol \cdot L^{-1}$ KBr 代替 KI 溶液进行同样的实验,记录现象,判断反应能否发生。

(2)在试管中加入 10 滴 $0.1mol \cdot L^{-1}$ $FeSO_4$ 溶液和数滴溴水,振荡后滴加 $0.1mol \cdot L^{-1}$ KSCN 溶液观察现象并解释之。用碘液代替溴水进行同样的实验,判断反应能否发生。

根据上述实验结果,定性比较 φ_{Br_2/Br^-},φ_{I_2/I^-} 和 $\varphi_{Fe^{3+}/Fe^{2+}}$ 三者的相对高低,并指出最强氧化剂、最强还原剂,说明电极电势与氧化还原反应的关系。

2. 浓度、酸度对电极电势的影响

(1)在两只 50mL 烧杯中,分别加入 30mL $0.5mol \cdot L^{-1}$ $CuSO_4$ 溶液和 30mL $0.5mol \cdot L^{-1}$ $ZnSO_4$ 溶液,向 $ZnSO_4$ 溶液中插入锌片,$CuSO_4$ 溶液中插入铜片组成两个电极,通过电线把铜片和锌片分别与检流计的正负极相连接,插入盐桥沟通两溶液并测量两电极间的电势差。然后,向 $CuSO_4$ 溶液中逐滴加入浓氨水至沉淀完全溶解,观察电池两电极的电势差变化。再向 $ZnSO_4$ 溶液中加入浓氨水至沉淀完全溶解,同样,观察电池电极间的电势差变化,并记录。

(2)在两个各盛有 10 滴 $0.1mol \cdot L^{-1}$ KBr 溶液的试管中,分别加入 0.5mL $3mol \cdot L^{-1}$ H_2SO_4 溶液和 0.5mL $6mol \cdot L^{-1}$ HAc 溶液,然后向两试管中分别加入 2 滴 $0.01mol \cdot L^{-1}$ $KMnO_4$ 溶液,观察酸度对其电极电势的影响。

3. 浓度、酸度对氧化还原反应方向的影响

(1)在试管中加入 1mL $0.1mol \cdot L^{-1}$ 的 $Fe(NH_4)_2(SO_4)_2$ 溶液,1mL 浓度为 $0.1mol \cdot L^{-1}$ KI 溶液和 0.5mL CCl_4,摇匀后观察 CCl_4 层的颜色,然后加入 3mL $3mol \cdot L^{-1}$ NH_4F 溶液,充分振荡,观察 CCl_4 层颜色变化并解释之。

(2)取两只 50mL 小烧杯,在一烧杯中加入 20mL $0.1mol \cdot L^{-1}$ Na_3AsO_4 溶液和 20mL $0.1mol \cdot L^{-1}$ Na_3AsO_3 溶液,在另一烧杯中加入 $0.1mol \cdot L^{-1}$ KI 溶液 20mL 和 $0.01mol \cdot L^{-1}$ 碘液 20mL。每一烧杯中各插入一根碳棒,以盐桥连接两溶

液,用导线将两电极分别与检流计的正负极相连。在前一烧杯中逐滴加入浓盐酸,观察指针移动方向,再向该溶液中滴加 $10mol \cdot L^{-1}$ NaOH 溶液,观察电流方向的改变。

$$AsO_4^{3-} + 2I^- + 2H^+ \Longrightarrow AsO_3^{3-} + I_2 + H_2O$$

【问题讨论】

通过实验总结出影响电极电势的因素。

【附注】

盐桥的制法:称取 1g 琼脂,放在 100mL 饱和 KCl 溶液中浸泡片刻,加热搅拌使成糊状,趁热倒入 U 形玻璃管中(里面不能有气泡),冷却后即成。

较简便的制作方法是将 U 形管内装满饱和 KCl 溶液,以脱脂棉球塞住管口即可使用。

实验十三　配位化合物的性质

【目的要求】

1. 观察配合物的生成及配离子与简单离子的区别。

2. 比较配离子的稳定性,了解配位平衡与沉淀反应、氧化还原反应及溶液酸度的关系。

【基本原理】

由金属离子(或原子)与一定数目的中性分子或负离子结合成的不易离解的复杂离子称为配离子。含有配离子的化合物以及中性配位分子统称为配合物。

若配位体同时提供两个或两个以上的配位原子与中心离子结合,形成具有环状结构的配合物称为螯合物。

配离子在溶液中能或多或少地离解成简单离子,并在一定条件下达到配位平衡。配离子的稳定性用配位平衡常数 K_s(或 $K_{稳}$)表示,也常用其对数值表示。

同种类型的配离子,可根据 K_s 值大小,直接判断其稳定性的大小。K_s 值越大,表明配离子越稳定。如:

$$Ag^+ + 2NH_3 \Longrightarrow [Ag(NH_3)_2]^+ \qquad lgK_s = 7.05$$
$$Ag^+ + 2S_2O_3^{2-} \Longrightarrow [Ag(S_2O_3)_2]^{3-} \qquad lgK_s = 13.46$$

比较可知,$[Ag(NH_3)_2]^+$ 的稳定性小于 $[Ag(S_2O_3)_2]^{3-}$,换句话说,溶液中游离的 Ag^+ 浓度,前者远大于后者。

若配位平衡的条件(如浓度、酸度等)发生变化,将导致平衡发生移动。

例如在 $[Ag(NH_3)_2]^+$ 溶液中加入 KI 溶液,当 $Q(AgI) > K_{sp}(AgI)$ 时,配位平衡向沉淀平衡转化,$[Ag(NH_3)_2]^+$ 被破坏。反应为:

$$[Ag(NH_3)_2]^+ + I^- \Longrightarrow AgI \downarrow + 2NH_3$$

【仪器和药品】

$0.1mol \cdot L^{-1}$ $CuSO_4$ 溶液,$0.1mol \cdot L^{-1}$ $NiSO_4$ 溶液,$0.1mol \cdot L^{-1}$ KSCN 溶液,$0.1mol \cdot L^{-1}$ NaOH 溶液,$0.1mol \cdot L^{-1}$ $AgNO_3$ 溶液,$0.1mol \cdot L^{-1}$ KI 溶液,

$0.1mol \cdot L^{-1}$ NaCl 溶液，$0.1mol \cdot L^{-1}$ NaF 溶液，$0.1mol \cdot L^{-1}$ $Pb(NO_3)_2$ 溶液，$0.1mol \cdot L^{-1}$ $FeCl_3$ 溶液，$0.1mol \cdot L^{-1}$ $NH_3 \cdot H_2O$ 溶液，$0.1mol \cdot L^{-1}$ EDTA 溶液，$0.5mol \cdot L^{-1}$ K_2CrO_4 溶液，$1.0mol \cdot L^{-1}$ $Na_2S_2O_3$ 溶液，$2mol \cdot L^{-1}$ 氨水，$6mol \cdot L^{-1}$ $NH_3 \cdot H_2O$ 溶液，$0.1mol \cdot L^{-1}$ $K_3[Fe(CN)_6]$溶液，$2mol \cdot L^{-1}$ 硫酸溶液，饱和水杨酸溶液，CCl_4。

【实验步骤】

1. 配合物的生成

(1) 取 1mL $0.1mol \cdot L^{-1}$ $CuSO_4$ 溶液于试管中，滴加 $2 mol \cdot L^{-1}$ $NH_3 \cdot H_2O$ 溶液，开始有蓝色沉淀生成，继续滴加 $NH_3 \cdot H_2O$ 溶液至沉淀溶解，观察现象，写出反应方程式并加以解释。溶液保存，备用。

(2) 在试管中加入 3 滴 $0.1mol \cdot L^{-1}$ $FeCl_3$ 溶液，再滴加 5 滴饱和水杨酸溶液，观察螯合物的生成，记录螯合物溶液的颜色。

2. 配离子与简单离子的区别

(1) 在 2 支试管中分别加入 $0.1mol \cdot L^{-1}$ $FeCl_3$ 溶液和 $0.1mol \cdot L^{-1}$ $K_3[Fe(CN)_6]$溶液各 5 滴，然后分别加 $0.1mol \cdot L^{-1}$ KSCN 溶液 2 滴，观察现象并解释之。

(2) 在 2 支试管中各加入 1mL $0.1mol \cdot L^{-1}$ $NiSO_4$ 溶液，在其中一支试管中逐滴加入 $6mol \cdot L^{-1}$ $NH_3 \cdot H_2O$ 溶液，边滴边振荡，待沉淀溶解后，再继续滴加 $NH_3 \cdot H_2O$溶液 2~3 滴，然后分别向 2 支试管中各加入 $0.1mol \cdot L^{-1}$ NaOH 溶液 3 滴，观察并解释现象。

3. 配离子稳定性的比较

在 2 支试管中分别加入 $0.1mol \cdot L^{-1}$ $AgNO_3$ 溶液 2 滴，在一支试管中滴加 $0.1mol \cdot L^{-1}$ $NH_3 \cdot H_2O$ 溶液 10 滴，另一支试管中滴加 $1mol \cdot L^{-1}$ $Na_2S_2O_3$ 溶液 10 滴，充分振荡，然后向 2 支试管中各加入 $0.1mol \cdot L^{-1}$ KI 溶液 2 滴，记录现象并解释之。

4. 配位平衡的移动

(1) 配位平衡与沉淀反应的关系：在试管中加入$0.1mol \cdot L^{-1}$ $AgNO_3$ 溶液 10 滴，逐滴加 $0.1mol \cdot L^{-1}$ NaCl 溶液，有白色沉淀生成，再加 $2mol \cdot L^{-1}$ $NH_3 \cdot H_2O$ 溶液使沉淀溶解，将溶液分别置于 2 支试管中，在一支试管中加入 $0.1mol \cdot L^{-1}$ NaCl 溶液 2 滴，另一支试管中加入 $0.1mol \cdot L^{-1}$ KI 溶液 2 滴，记录现象并解释之。写出反应方程式。

(2) 配位平衡与氧化还原反应的关系：取 2 支试管，分别加入 $0.1mol \cdot L^{-1}$ $FeCl_3$ 溶液 2 滴，在一支试管中加 $0.1mol \cdot L^{-1}$ KI 溶液 3 滴，再加 1mL CCl_4，充分振荡，观察 CCl_4 层颜色并解释。在另一支试管中滴加 $0.1mol \cdot L^{-1}$ NaF 溶液至无颜色，再加入 $0.1mol \cdot L^{-1}$ KI 溶液 3 滴，CCl_4 1mL，振荡后，观察 CCl_4 层颜色，并解释现象。写出可能进行的反应式。

(3) 配位平衡与酸碱介质的关系：将上述实验 1 中制得的深蓝色溶液分别置于 2 支试管中，其中一支留作对照，另一支逐滴加入 $2mol \cdot L^{-1}$ H_2SO_4 溶液酸化，振荡,观察现象。如继续加入 H_2SO_4 溶液又有何现象? 并解释之。

5.配位剂的掩蔽作用

在 2 支试管中,各加入 $0.1mol \cdot L^{-1}$ $Pb(NO_3)_2$ 溶液 2 滴,在其中一支试管中加 $0.1mol \cdot L^{-1}$ EDTA 溶液 6 滴,在另一支试管中加蒸馏水 6 滴,然后分别加入浓度为 $0.5mol \cdot L^{-1}$ 的 K_2CrO_4 溶液 2 滴,观察并解释现象。写出反应方程式。

【问题讨论】

1.已知 $[Ag(CN)_2]^-$ 的稳定常数大于 $[Ag(S_2O_3)_2]^{3-}$,如果向 $[Ag(S_2O_3)_2]^{3-}$ 中加 KI 溶液无沉淀生成,那么向 $[Ag(CN)_2]^-$ 中加 KI 溶液是否有 AgI 沉淀生成?

2.总结本实验中所观察到的现象,说明有哪些因素影响配位平衡?

实验十四　配位化合物的组成和稳定常数的测定

【目的要求】

1.学习等摩尔系列法测定配合物组成和稳定常数。

2.熟悉分光光度法的应用。

【基本原理】

磺基水杨酸与 Fe^{3+} 可以形成稳定的有色配合物,控制溶液的 pH 不同,所形成的配合物组成和颜色均不相同。本实验将测定 pH<2.5 时所形成的红褐色磺基水杨酸合铁(Ⅲ)的组成和表观稳定常数 $K'_稳$。

根据朗伯-比尔定律,溶液的吸光度与有色物质的浓度成正比,选择一定波长的单色光,采用等摩尔系列法(见图 3-14-1)进行测定,即在保持溶液中金属离子浓度 c_M 与配位体溶液浓度 c_L 之和不变(总物质的量不变)的条件下,改变 c_M 与 c_L 的相对量,配制一系列溶液,测定其吸光度。当溶液中配位

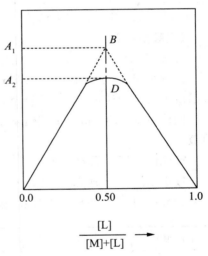

图 3-14-1　等摩尔系列法

体与金属离子物质的量之比与配合物组成一致时,配合物的浓度最大。由于金属离子均无色,对光完全不吸收,所以配合物的浓度最大时,其吸光度值 A 也最大。以吸光度 A 为纵坐标,配位体摩尔分数 X_L 为横坐标绘图,配合物的组成 n 就等于最大吸收峰处金属离子与配位体摩尔分数之比。

$$n = \frac{X_L}{1 - X_L}$$

式中, X_L 和 $(1 - X_L)$ 分别为最大吸收峰处的配位体摩尔分数和金属离子摩尔分数。

将图中曲线两侧的直线部分延长并相交于 B 点,可认为是金属离子 M 与配体

全部生成配合物 ML_n 时的吸光度,但由于 ML_n 有部分离解,故实际测得的最大吸光度为 D 处。因此,配合物的离解度为:

$$\alpha = \frac{A_1 - A_2}{A_1} \times 100\%$$

若 $\qquad\qquad ML_n \Longrightarrow M + nL$

起始浓度 $\qquad\qquad c \qquad\quad 0 \qquad 0$

平衡浓度 $\qquad\qquad c - c\alpha \quad c\alpha \quad nc\alpha$

配合物的表观稳定常数计算公式为:

$$K'_{稳} = \frac{[ML_n]}{[M][L]^n} = \frac{1 - \alpha}{n^n c^n \alpha^{n+1}}$$

式中,c 为最大吸光度处 ML_n 的起始浓度,也是组成 ML_n 的金属离子的浓度,当 $n = 1$ 时,

$$K'_{稳} = \frac{1 - \alpha}{c\alpha^2}$$

【仪器和药品】

吸量管,容量瓶,722 型(或 721 型)分光光度计,$0.01 mol \cdot L^{-1}$ $HClO_4$,$0.001 mol \cdot L^{-1}$ 磺基水杨酸溶液,$0.0100 mol \cdot L^{-1} Fe^{3+}$ 溶液。

【实验步骤】

1. 配制 $0.001 mol \cdot L^{-1} Fe^{3+}$ 溶液和 $0.001 mol \cdot L^{-1}$ 磺基水杨酸溶液

准确吸取 $10.00 mL$ $0.0100 mol \cdot L^{-1} Fe^{3+}$ 溶液于 $100 mL$ 容器瓶中,用 $0.01 mol \cdot L^{-1}$ $HClO_4$ 溶液稀释至刻度,摇匀备用。

同法由 $0.0100 mol \cdot L^{-1}$ 磺基水杨酸溶液配制 $0.0010 mol \cdot L^{-1}$ 磺基水杨酸溶液。

2. 配制等摩尔系列溶液

按下表用量分别吸取 $0.01 mol \cdot L^{-1}$ $HClO_4$ 溶液、$0.001 mol \cdot L^{-1} Fe^{3+}$ 溶液和 $0.0010 mol \cdot L^{-1}$ 磺基水杨酸溶液,逐一注入 11 只 $50 mL$ 烧杯中,摇匀。

溶液编号	1	2	3	4	5	6	7	8	9	10	11
$HClO_4$(mL)	10.00	10.00	10.00	10.00	10.00	10.00	10.00	10.00	10.00	10.00	10.00
Fe^{3+}(mL)	10.00	9.00	8.00	7.00	6.00	5.00	4.00	3.00	2.00	1.00	0.00
磺基水杨酸(mL)	0.00	1.00	2.00	3.00	4.00	5.00	6.00	7.00	8.00	9.00	10.00
配体摩尔分数	0	0.1	0.2	0.3	0.4	0.5	0.6	0.7	0.8	0.9	1.0
吸光度											

3. 测定吸光度

在 $500 nm$ 波长下分别测定上述溶液的吸光度,将所得数据记录于表。以吸光

度对磺基水杨酸的摩尔分数作图,从图中找出最大吸收,算出配合物的组成和表观稳定常数。

【问题讨论】

1.等摩尔系列法测定配合物组成的原理。

2.下列情况对实验结果有何影响?

(1)用 $0.0100\text{mol} \cdot \text{L}^{-1}\text{Fe}^{3+}$ 溶液代替 $0.001\text{mol} \cdot \text{L}^{-1}\text{Fe}^{3+}$ 溶液。

(2)测定吸光度时,温度变化较大。

(3)系列溶液的 pH 不相同。

【附注】

1.磺基水杨酸与 Fe^{3+} 形成配合物的组成随溶液 pH 不同而不同。在 $\text{pH} < 4$ 时,形成 1:1 的配合物,呈红褐色;在 pH 为 4～10 时,形成 1:2 的配合物,呈红色;在 pH 为 10 左右时,形成 1:3 的配合物,呈黄色。

2.本实验是测定磺基水杨酸合铁(Ⅲ)的表观稳定常数,没有考虑溶液中存在着 Fe^{3+} 的水解和磺基水杨酸的电离平衡,故与实际 $K'_\text{稳}$ 值有差别。将所测 $K'_\text{稳}$ 加以校正,才能与实际 $K_\text{稳}$ 值相同。校正公式为 $\lg K_\text{稳} = \lg K'_\text{稳} + \lg \alpha$,当溶液 pH 在 2.5 左右时,$\lg \alpha = 10.3$。

3.HClO_4 的作用:实验中高氯酸的作用一方面是控制溶液的酸度,另一方面在溶液中 ClO_4^- 对金属离子的配位倾向很小,所以在配合物水溶液的实验中,利用它在溶液中产生一定离子浓度,避免其他阴离子对配位反应的干扰。

实验十五　胶体的制备与性质

【目的要求】

1.利用不同方法制备溶胶;利用渗析法净化胶体。

2.观察溶胶的丁铎尔现象和电泳现象。

3.观察电解质对溶胶产生的聚沉现象。

4.观察动物胶对溶胶的保护作用及膨胀现象。

【基本原理】

1.胶体的制备

(1)凝聚法:利用 FeCl_3 的水解反应制备 Fe(OH)_3 溶胶:

$$\text{FeCl}_3 + 3\text{H}_2\text{O} \xrightarrow{\text{煮沸}} \text{Fe(OH)}_3 + 3\text{HCl}$$

$$\text{Fe(OH)}_3(\text{部分}) + \text{HCl} =\!=\!= \text{FeO}^+ + \text{Cl}^- + 2\text{H}_2\text{O}$$

胶核 Fe(OH)_3 吸附 FeO^+ 而形成正溶胶。

利用酒石酸锑钾与 H_2S 的复分解反应制备 Sb_2S_3 溶胶:

$$2(\text{SbO})\text{K}(\text{C}_4\text{H}_4\text{O}_6) + 3\text{H}_2\text{S} =\!=\!= \text{Sb}_2\text{S}_3 + 2\text{KHC}_4\text{H}_4\text{O}_6 + 2\text{H}_2\text{O}$$

$$\text{H}_2\text{S}(\text{过量}) =\!=\!= \text{H}^+ + \text{HS}^-$$

Sb_2S_3 胶核吸附 HS^- 而形成负溶胶。

改换溶剂法制备硫溶胶：

根据物质在不同溶剂中溶解度相差悬殊的性质,向水中滴入硫的饱和乙醇溶液,由于硫难溶于水,过饱和的硫原子相互聚集,从溶液中析出形成硫磺水溶胶。

（2）分散法:电弧法制备银溶胶,此法实际包括分散与凝聚两个过程,即在放电时金属银原子因高温而蒸发,随即又被溶液冷却而凝聚(见图 3-15-1)。

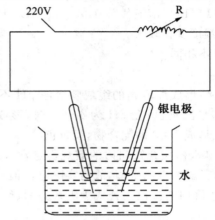

图 3-15-1　电分散法制银溶胶装置

2.溶胶的光学及电学性质

溶胶具有较强的光散射现象,当一束光线照射溶胶时,在其垂直方向可看到明显的光径,此现象称为丁铎尔效应。胶粒表面带有电荷,在外加电场作用下,胶体分散相离子定向迁移,产生电泳现象。

3.胶体的净化

根据胶粒、大分子不能透过半透膜,而其他杂质离子易通过之特性,常用渗析法净化胶体。

4.溶胶的聚沉

溶胶稳定的主要原因是胶粒带有电荷,若在溶胶中加入一定量电解质,可使其电荷部分或全部被中和,溶胶易聚集变大而沉降。两种带相反电荷的溶胶混合,也可以发生聚沉现象。

5.大分子溶液是热力学稳定体系

若在溶胶中加入大分子溶液,可以增加溶胶的稳定性,即大分子溶液对溶胶具有保护作用。动物胶吸收水使体积胀大的现象称为膨胀。动物胶在等电点时水化能力最小,膨胀能力最差。

【仪器和药品】

电分散法制备银溶胶装置,电泳装置,丁铎尔效应装置,刻度试管,3％$FeCl_3$溶液,硫饱和乙醇溶液,饱和 H_2S 溶液,0.4％酒石酸锑钾溶液,饱和 NaCl 溶液,$0.01mol \cdot L^{-1}$ NaCl 溶液,$0.01mol \cdot L^{-1}$ $CaCl_2$ 溶液,$0.01mol \cdot L^{-1}$ $AlCl_3$ 溶液,$1mol \cdot L^{-1}$ $NH_3 \cdot H_2O$ 溶液,$0.05mol \cdot L^{-1}$ 碘液,$0.05mol \cdot L^{-1}$ $AgNO_3$ 溶液,新配制的 3％动物胶,火棉胶,pH 试纸,动物胶干粉,淀粉溶液,pH 为 3.8,4.8,5.8

的缓冲溶液。

【实验步骤】

1. 胶体的制备

(1)水解法制备 $Fe(OH)_3$ 溶胶:取 30mL 蒸馏水于小烧杯中,加热至沸,慢慢滴加 $0.1mol \cdot L^{-1} FeCl_3$ 溶液 3mL,继续煮沸 2～3min,观察溶液的颜色变化。写出其胶团的结构式。溶胶备用。

(2)复分解法制备 Sb_2S_3 溶胶:取 20mL 0.4% 酒石酸锑钾溶液于小烧杯中,在不断搅拌下,慢慢加入约 10mL 饱和 H_2S 溶液,即可得橙红色的 Sb_2S_3 溶胶,备用。

(3)转换溶剂法制备硫溶胶:在小烧杯中加入 10mL 蒸馏水,然后向烧杯内滴加硫的乙醇饱和溶液 20～30 滴,搅拌,观察硫溶胶的生成,备用。

(4)电分散法制备银溶胶:在 100mL 小烧杯中加入 50mL 蒸馏水,然后将两支套有玻璃管的银电极插入水中,勿使两电极接触,如图 3-15-1 所示,接通电源将两电极迅速接触,使之产生电火花,立即分开,连续数次,即可制得银溶胶,备用。

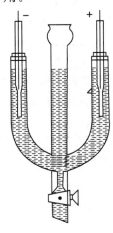

图 3-15-2　电泳管示意图

2. 溶胶的性质

(1)溶胶的光学性质——丁铎尔现象。将上述实验制得的溶胶,分别置于丁铎尔效应装置中,对准光束,从垂直光束方向观察丁铎尔现象(注意:$Fe(OH)_3$ 溶胶的丁铎尔现象常不明显,可滴加 $0.1mol \cdot L^{-1} NH_3 \cdot H_2O$ 溶液调节 pH 至 3～4,可见较明显光束)。

(2)溶胶的电学性质——电泳。简单的电泳管是 U 形管,如图 3-15-2 所示。在 U 形管中注入 Sb_2S_3 溶胶,沿 U 形管两侧管壁慢慢加入蒸馏水,使水与溶胶之间有明显的界面,水层厚 1～2cm,然后将金属电极分别插入水层,接通直流电源,调节电压在 30～110V,30min 后观察。由溶胶界面移动的方向,判断胶粒所带电荷的电性。

(3)胶体的净化——渗析。

①半透膜的制作。将适量火棉胶的乙醚溶液注入干燥洁净的大试管或表面皿中,慢慢移动容器,使火棉胶均匀布满器壁形成薄层,待乙醚溶剂蒸发尽后,小心用蒸馏水冲洗容器,然后轻轻将火棉胶膜与容器口分离,注水于容器与膜之间,膜即可脱离容器壁。慢慢取出膜,注意不要撕破。

②在半透膜袋内加适量淀粉溶液,再滴加 2 滴饱和 NaCl 溶液,将半透膜浸入装有蒸馏水的小烧杯中。10min 后,取胶袋外液适量,用 $0.05 mol \cdot L^{-1} AgNO_3$ 溶液检查 Cl^-,再分别取少量袋内液和袋外液,各滴加 $0.05mol \cdot L^{-1}$ 碘液,检查有无淀粉,解释说明实验结果。

(4)溶胶的聚沉。

①取 3 支干燥试管,各加入 Sb_2S_3 溶胶 2mL,然后在 1 号管滴加 $0.01mol \cdot L^{-1}$ NaCl 溶液,在 2 号管滴加 $0.01mol \cdot L^{-1} CaCl_2$ 溶液,在 3 号管滴加 $0.01mol \cdot L^{-1}$

$AlCl_3$ 溶液,每加一滴即刻振荡试管,至溶液刚呈现浑浊为止。记录各管所加溶液的滴数,比较 3 种电解质的聚沉能力的大小并解释之。

②将 2mL $Fe(OH)_3$ 溶胶与 2mL Sb_2S_3 溶胶混合,振荡,观察现象并解释之。

(5)大分子溶液对溶胶的保护作用:取 2 支大试管,在一支试管中加入 2mL 蒸馏水,在另一支试管中加入 2mL 新配制的3%动物胶溶液,然后在每支试管中各加入 4mL Sb_2S_3 溶胶,小心振摇试管,放置约 3min 后,向 2 支试管中滴加饱和 NaCl 溶液,观察两试管中聚沉现象的差别。

(6)pH 对动物胶膨胀的影响:取 3 支刻度试管,各加入干燥动物胶粉 1g,然后分别加入 pH 为 3.8,4.8 和 5.8 的缓冲溶液各 5mL,搅拌后记下各管动物胶的体积,静置 15min,记录膨胀后的动物胶体积。根据动物胶体积的变化,判断动物胶的等电点 pH 范围。

溶液的 pH	3.8	4.8	5.8
动物胶膨胀前的体积			
动物胶膨胀后的体积			
动物胶膨胀的体积			

【问题讨论】

1. 制备 $Fe(OH)_3$ 溶胶时,为什么需将 $FeCl_3$ 溶液滴入沸水中?

2. 为什么在等电点时,动物胶的水化能力最差?

实验十六　酸碱标准溶液的配制与标定

【目的要求】

1. 初步掌握滴定分析仪器的使用方法,练习滴定操作。

2. 学会 NaOH,HCl 标准溶液的配制与标定方法。

【基本原理】

标定盐酸常用分析纯无水碳酸钠为基准物质。Na_2CO_3 与 HCl 的反应方程式如下:

$$2HCl + Na_2CO_3 \longrightarrow 2NaCl + H_2O + CO_2 \uparrow$$

根据等物质的量反应规则可写出下式:

$$\frac{1}{2}c(HCl)V(HCl) = c(Na_2CO_3)V(Na_2CO_3)$$

若取固体 Na_2CO_3 $m(g)$ 时,盐酸的准确浓度为:

$$c(HCl) = \frac{2m(Na_2CO_3)}{V(HCl) \cdot M(Na_2CO_3)}$$

酸碱滴定的终点可以借助指示剂的颜色变化来确定,用 HCl 滴定 Na_2CO_3 溶液时,可用甲基橙作指示剂。

用 NaOH 溶液滴定已标定的 HCl 标准溶液,以酚酞作指示剂,可测得 NaOH 标准溶液的浓度。按下式计算:

$$c(\text{NaOH}) = \frac{c(\text{HCl}) \cdot V(\text{HCl})}{V(\text{NaOH})}$$

【仪器和药品】

酸式滴定管,碱式滴定管,移液管,容量瓶,锥形瓶,洗瓶,无水碳酸钠(分析纯),浓盐酸,固体氢氧化钠,0.05%甲基橙指示剂,0.1%酚酞指示剂。

【实验步骤】

1.配制 0.1mol·L^{-1}HCl 溶液 200mL

计算所需浓盐酸的体积。用小量筒量取所需浓盐酸,倒入试剂瓶中,然后加水稀释至 200mL,摇匀。操作应在通风橱中进行。

2.配制 0.1mol·L^{-1}NaOH 溶液 200mL

计算所需固体 NaOH 的质量。在台秤上称取所需固体 NaOH 于烧杯中,加入新煮沸并冷却的蒸馏水,使之溶解后,转移至带有橡皮塞的试剂瓶中,加水稀释至 200mL,摇匀。

3.HCl 溶液的标定

准确称取无水 Na$_2$CO$_3$ 1.2~1.4g(称至小数点后第 4 位)于小烧杯中,然后加 30mL 蒸馏水,微热溶解,冷至室温后,将此溶液转移到 250mL 容量瓶中,用蒸馏水冲洗小烧杯数次,洗液并入容量瓶中,最后加水至刻度,摇匀备用。

用移液管准确移取 20.00mL Na$_2$CO$_3$ 溶液置锥形瓶中,加 1~2 滴甲基橙指示剂,用 HCl 溶液进行滴定。滴定过程中不断摇动锥形瓶,接近终点时,应加入 1 滴或半滴 HCl 溶液(半滴溶液的加入可用洗瓶冲洗滴定管尖端,将其送入锥形瓶中),冲洗锥形瓶内壁,振摇,观察溶液由黄色变为橙色即为滴定终点,记录所消耗 HCl 溶液的体积,再重复测定 2 次。计算 HCl 溶液的准确浓度。3 次测定结果,相对偏差不应大于 0.2%。

4.NaOH 溶液浓度的测定

用移液管准确移取 20.00mL HCl 溶液于锥形瓶中,加入 2 滴酚酞指示剂,用 NaOH 溶液滴定(操作方法如 3)至溶液由无色变为微红色(放置半分钟不褪色)即为滴定终点。记录消耗的 NaOH 溶液的体积,再重复测定 2 次。计算 HCl 溶液的准确浓度。3 次测定结果,相对偏差不应大于 0.2%。

【问题讨论】

1.为什么 HCl 和 NaOH 标准溶液不用直接法配制而需要进行标定?

2.在滴定分析中,滴定管、移液管为什么需用操作溶液润洗数次?滴定过程中使用的锥形瓶是否也需用操作溶液润洗,为什么?

3.在滴定操作中,用蒸馏水冲洗锥形瓶内壁,是否影响滴定结果?为什么?

【附注】

1.标定盐酸所用分析纯碳酸钠应在烘箱中 180℃下干燥 2~3 小时,装入称量瓶于干燥器中备用。

2. 用 Na_2CO_3 标定盐酸时，由于反应产生 H_2CO_3 造成滴定突跃不明显，使指示剂颜色变化不够敏锐。因此，在接近终点前，最好将溶液加热至沸并摇动，以赶走 CO_2，冷却后再滴定。

实验十七　硼砂含量的测定

【目的要求】

1. 了解酸碱滴定法的应用。

2. 进一步熟悉和掌握滴定操作技术。

【基本原理】

硼砂（$Na_2B_4O_7 \cdot 10H_2O$）是常用的消毒、防腐药品之一。它是由弱酸与强碱反应生成的盐。在水溶液中易水解呈碱性：

$$B_4O_7^{2-} + 7H_2O \Longrightarrow 4H_3BO_3 + 2OH^-$$

故可用 HCl 标准溶液滴定。滴定达计量点时，pH＝5，可选用甲基红作指示剂。

$$Na_2B_4O_7 + 10H_2O + 2HCl \Longrightarrow 2NaCl + 4H_3BO_3 + 5H_2O$$

硼砂的质量分数为：

$$w_{硼砂} = \frac{纯品重}{样品重} \times 100\% = \frac{\frac{1}{2}c(HCl) \cdot V(HCl) \cdot \frac{M(Na_2B_4O_7 \cdot 10H_2O)}{1000}}{W_{硼砂}} \times 100\%$$

【仪器和药品】

电子天平，酸式滴定管，洗瓶，锥形瓶，250mL 容量瓶，20mL 移液管，甲基红指示剂，$0.1mol \cdot L^{-1}$ HCl 溶液，$Na_2B_4O_7 \cdot 10H_2O$。

【实验步骤】

1. 硼砂溶液的配制

精确称取硼砂（$Na_2B_4O_7 \cdot 10H_2O$）2g（精确至小数点后第 4 位），置于小烧杯中，加蒸馏水约 40mL，微热溶解，冷却后转移至 100mL 容量瓶中，用少量水冲洗烧杯数次，洗液并入容量瓶中，加水稀释至刻度，摇匀，备用。

2. 硼砂含量测定

用移液管吸取 20.00mL 硼砂溶液于锥形瓶中，加甲基红指示剂 2 滴。用 HCl 标准溶液滴定至溶液由黄色变为橙色，即为滴定终点。

按上述方法重复测定 2 次，根据消耗 HCl 溶液的体积，计算硼砂的含量。

【问题讨论】

1. 为什么测定硼砂含量时，有时结果会大于 100％？

2. 无水 Na_2CO_3 如保存不当，易吸收少量水分。如果不经干燥至恒重进行 HCl 溶液浓度的标定，对 HCl 溶液的浓度有何影响？对硼砂的含量测定又有何影响？

【附注】

我国药典(1990)年版规定,药用硼砂中含 $Na_2B_4O_7 \cdot 10H_2O$ 应为 99.0%～105.0%。

实验十八　双氧水中 H_2O_2 的含量测定

【目的要求】

1. 了解 $KMnO_4$ 标准溶液的配制和标定方法。

2. 熟悉 $KMnO_4$ 与 Na_2CO_3 的反应条件,正确判断滴定的计量点。

3. 学会用 $KMnO_4$ 滴定法测定双氧水中 H_2O_2 的含量。

【基本原理】

高锰酸钾滴定法是以强氧化剂 $KMnO_4$ 作为标准溶液进行滴定的氧化还原滴定法。它的氧化能力与溶液的酸度有关。在强酸性溶液中,氧化还原半反应式为:

$$MnO_4^- + 8H^+ + 5e \Longrightarrow Mn^{2+} + 4H_2O$$

此反应能直接或间接地测定许多物质的含量。

溶液的酸度以控制在 $0.5～1mol \cdot L^{-1}$ 为宜。滴定过程中常用 H_2SO_4 调节溶液的酸度而不用 HNO_3 或 HCl,因为 HNO_3 本身具有氧化性,而 HCl 具有还原性。

市售的 $KMnO_4$ 常含有 MnO_2 等杂质,蒸馏水中也会含有少量有机物能还原 $KMnO_4$,因此不宜用直接法配制标准溶液。通常配制的溶液要在冷暗处放置数天,待 $KMnO_4$ 将还原物质充分氧化后,用砂芯漏斗或玻璃棉过滤,除去生成的 MnO_2,然后标定其浓度。配好的高锰酸钾溶液应置于棕色瓶中并放于暗处保存。

草酸钠标定 $KMnO_4$ 溶液的氧化反应要在酸性溶液中预热至 $75～85℃$ 和 Mn^{2+} 催化条件下进行。由于 MnO_4^- 呈紫红色,被还原后的 Mn^{2+} 在低浓度时几乎无色,因此可以通过稍微过量的 MnO_4^- 本身的颜色(淡红色)来指示滴定终点。$KMnO_4$ 与 $Na_2C_2O_4$ 在酸性溶液中的反应为:

$$2MnO_4^- + 5C_2O_4^{2-} + 16H^+ \Longrightarrow 2Mn^{2+} + 10CO_2 \uparrow + 8H_2O$$

由等物质的量反应规则知,$KMnO_4$ 标准溶液的浓度为:

$$c(KMnO_4) = \frac{2m(Na_2C_2O_4)}{5M(Na_2C_2O_4) \cdot V(KMnO_4)}$$

用 $KMnO_4$ 标准溶液可直接测定双氧水中 H_2O_2 的含量。其反应为:

$$2MnO_4^- + 5H_2O_2 + 6H^+ \Longrightarrow 2Mn^{2+} + 8H_2O + 5O_2 \uparrow$$

反应达计量点时,有如下关系可求得双氧水中 H_2O_2 的百分含量:

$$w(H_2O_2) = \frac{5c(KMnO_4) \cdot V(KMnO_4) \cdot \dfrac{M(H_2O_2)}{2000}}{V_{样品}} \times 100\%$$

【仪器和药品】

分析天平,酸式滴定管(50mL),250mL 容量瓶,25mL 移液管,5mL 吸量管,温度计,洗瓶,锥形瓶,棕色试剂瓶,砂芯漏斗,固体 $Na_2C_2O_4$(分析纯),市售双氧水,

$3mol \cdot L^{-1} H_2SO_4$ 溶液,固体 $KMnO_4$(分析纯)。

【实验步骤】

1.高锰酸钾标准溶液的配制与标定

(1)0.01mol·L^{-1} $KMnO_4$ 溶液的配制:用分析天平称取高锰酸钾($KMnO_4$ 分析纯)0.35g,置于 250mL 烧杯中,用沸水分数次溶解,充分搅拌,将上层清液倾入洁净的试剂瓶中,直至 $KMnO_4$ 全溶后,再用煮沸后冷放的蒸馏水稀释到 500mL。摇匀,塞紧,放在暗处静置 10d 左右,然后用砂芯漏斗或玻璃棉过滤,滤液移入另一洁净的棕色瓶中贮存备用。

(2)$KMnO_4$ 溶液的标定:

①精确称取干燥至恒重的 $Na_2C_2O_4$ 0.5~0.6g(精确至 0.1mg),置于小烧杯中,先加入少量蒸馏水使其溶解,然后小心地移入 250mL 容量瓶中,并用少量蒸馏水洗涤 2~3 次,洗涤液一并移入容量瓶中,稀释至刻度,摇匀,备用。

②用移液管吸取 25.00mL $Na_2C_2O_4$ 溶液置于锥形瓶中,加入 10mL 浓度为 $3mol \cdot L^{-1}$ H_2SO_4 酸化,加热溶液至 70~80℃。将 $KMnO_4$ 溶液装入酸式滴定管中,调整液面在零刻度附近,记下初读数($KMnO_4$ 溶液色深,不易看见弯月面的最低点,因此应该从液面最高边上读数),趁热对 $Na_2C_2O_4$ 溶液进行滴定。小心滴加 $KMnO_4$ 溶液,充分振摇,等第 1 滴紫色褪去,再加第 2 滴。此后滴定速度控制在每秒 2~3 滴为宜。接近终点时,紫红色褪去很慢,应减慢滴定速度,同时充分摇匀,直到溶液呈淡红色,且在 1min 内不消失,即达到滴定终点,并记下终点时的读数。重复标定 2 次,计算 $KMnO_4$ 溶液的准确浓度。

2.双氧水中 H_2O_2 含量的测定

用吸量管移取已稀释 10 倍的市售双氧水 5.00mL 置于 250mL 容量瓶中,加水稀释至刻度,摇匀备用。用移液管吸取此溶液 25.00mL 于锥形瓶中,加入浓度为 $3mol \cdot L^{-1} H_2SO_4$ 6mL 酸化,用 $KMnO_4$ 标准溶液滴定至溶液呈淡红色,并在 1min 内不消失,即为滴定终点。重复测定 2 次,计算双氧水中 H_2O_2 的含量。

【问题讨论】

1.用 $KMnO_4$ 滴定法测定双氧水中 H_2O_2 的含量,为什么要在酸性条件下进行?能否用 HNO_3 或 HCl 代替 H_2SO_4 调节溶液的酸度?为什么?

2.用 $KMnO_4$ 溶液滴定双氧水时,溶液能否加热?为什么?

3.为什么本实验要把市售双氧水稀释后才进行滴定?

实验十九 维生素 C 含量的测定

【目的要求】

1.掌握 I_2 标准溶液和 $Na_2S_2O_3$ 标准溶液的配制与标定方法及原理。

2.通过维生素 C 的测定,能比较熟练地掌握直接碘量法的操作和原理。

【基本原理】

碘量法是以碘作氧化剂,或以 KI 作还原剂进行氧化还原滴定的分析方法。其氧化还原半反应式为:

$$I_2 + 2e \Longleftrightarrow 2I^- \qquad \varphi^{\ominus}_{I_2/I^-} = +0.535V$$

凡低于 $\varphi^{\ominus}_{I_2/I^-}$ 的电对,其还原态可用 I_2 标准溶液直接滴定以测定该物质的含量,称为直接碘量法。本实验采用直接碘量法测定维生素 C 的含量。

直接碘量法只能在酸性、中性及弱碱性溶液中进行。

$Na_2S_2O_3 \cdot 5H_2O$ 易风化不稳定,需加 Na_2CO_3 作稳定剂,使溶液 pH 保持在 9～10,配制后放置 7 天,再用 $K_2Cr_2O_7$ 作一级标准物质进行标定。

$K_2Cr_2O_7$ 在强酸性溶液中与过量的 KI 反应,定量地析出 I_2,用待标定的 $Na_2S_2O_3$ 溶液滴定析出的 I_2,便可求出 $Na_2S_2O_3$ 溶液的准确浓度。其反应为:

$$Cr_2O_7^{2-} + 6I^- + 14H^+ = 2Cr^{3+} + 3I_2 + 7H_2O$$

$$3I_2 + 6S_2O_3^{2-} = 6I^- + 3S_4O_6^{2-}$$

由以上反应可知,有如下的定量关系:

$$n(Na_2S_2O_3) = 6n(K_2Cr_2O_7)$$

$Na_2S_2O_3$ 标准溶液的准确浓度计算式为:

$$c(Na_2S_2O_3) = \frac{6m(K_2Cr_2O_7)}{M(K_2Cr_2O_7) \cdot V(Na_2S_2O_3)}$$

滴定时用淀粉溶液作指示剂,在滴至溶液显浅黄色时加入,过早加入产生 I_2 与淀粉的蓝色配合物,使 $Na_2S_2O_3$ 标准溶液用量偏多,误差大。滴定至溶液由蓝色变为亮绿色(Cr^{3+})的颜色时即为终点。

固体碘易挥发,难溶于水,但易溶于 KI 溶液中,I_2 标准溶液宜用间接法配制,并且用已知准确浓度的 $Na_2S_2O_3$ 标准溶液进行标定。

维生素 C 具有还原性,分子中的烯二醇结构易被氧化成二酮基,可直接用 I_2 标准溶液滴定。反应如下:

1 分子维生素 C 与 1 分子 I_2 完全反应,即反应摩尔比为 1:1。维生素 C 易被空气氧化,在碱性环境中氧化更快,所以滴定常在弱酸性条件下进行。

【仪器和药品】

50mL 酸式滴定管(棕色),碱式滴定管(50mL),容量瓶,碘量瓶,台秤,25mL 移液管,烧杯,锥形瓶,试剂瓶(棕色),量筒,固体 $Na_2S_2O_3 \cdot 5H_2O$(分析纯),固体 $K_2Cr_2O_7$(分析纯),固体 Na_2CO_3(分析纯),$0.6mol \cdot L^{-1}$ KI 溶液,固体 I_2(分析纯),淀粉指示剂,$3mol \cdot L^{-1} H_2SO_4$ 溶液,$2mol \cdot L^{-1}$ HAc 溶液,维生素 C。

【实验步骤】

1. $Na_2S_2O_3$ 标准溶液的配制与标定

(1)$0.05 \ mol \cdot L^{-1} \ Na_2S_2O_3$ 溶液的配制:称取 $Na_2S_2O_3 \cdot 5H_2O$ 7.5g 和

Na_2CO_3 0.1g 于小烧杯中，加适量刚煮沸并冷却的蒸馏水溶解稀释至 300mL，转移至棕色瓶中，放置 7d 后再行标定。

(2)0.05mol·L^{-1} $Na_2S_2O_3$ 标准溶液的标定：准确称取 0.5～0.55g(准确至0.1mg)分析纯 $K_2Cr_2O_7$ 于小烧杯中，加少量水溶解并转入 100mL 容量瓶中，蒸馏水稀释至刻度，摇匀。用移液管移取 25.00mL 于碘量瓶中，加入 0.6 mol·L^{-1} KI溶液 10mL 和 3mol·L^{-1} H_2SO_4 溶液 5mL，立即密塞摇匀，在暗处放置 5min，用20mL 蒸馏水稀释(注意淋洗玻璃塞及锥形瓶内壁)。用 $Na_2S_2O_3$ 溶液进行滴定至溶液呈黄绿色时，加入淀粉指示剂 2mL，然后继续滴至蓝色恰好消失，而溶液变为Cr^{3+} 离子的亮绿色。记录所消耗 $Na_2S_2O_3$ 溶液的体积，重复测定 2 次，计算$Na_2S_2O_3$ 溶液的准确浓度。

2.I_2 标准溶液的配制和标定

(1)0.05 mol·L^{-1} I_2 溶液的配制：称取 13g 碘放入盛有 100mL 36％KI 溶液的研钵中研磨使之完全溶解，转移至烧杯中，加盐酸 3 滴，蒸馏水适量，移入棕色瓶中，再加蒸馏水稀释至 1000mL 混匀，放暗处保存待标定。

(2)I_2 标准溶液的标定：从碱式滴定管中准确放出已知准确浓度的 $Na_2S_2O_3$标准溶液 25.00mL 于锥形瓶中，加入淀粉指示剂 2～3mL，用装入酸式滴定管中待标定的 I_2 标准溶液滴定，滴至溶液颜色恰显蓝色即为终点。重复滴定 2 次，分别记录消耗 I_2 标准溶液的体积，计算出 I_2 标准溶液的准确浓度。

3.维生素 C 含量的测定

准确称取 3 份维生素 C(0.1～0.14g，准确至 0.1mg)分别于 3 个锥形瓶中，加新煮沸后又冷却的蒸馏水 50mL(或准确称取维生素 C 1.0～1.4g 于小烧杯中，溶解后，转移到 250mL 容量瓶中，定容、摇匀)。用移液管移取 25.00mL 于锥形瓶中，再加入 2 mol·L^{-1} HAc 溶液 40mL 和淀粉指示剂 2mL，立即用碘标准溶液进行滴定至溶液的颜色为稳定的蓝色(半分钟内不褪色)，即为终点，重复滴定 2 次。维生素 C 的含量可按下式计算：

$$\varphi_{维生素C} = \frac{c(I_2)V(I_2)\cdot M(C_6H_8O_6)}{W_{样品}\times 1000}\times 100\%$$

【问题讨论】

1.$Na_2S_2O_3$ 标准溶液为什么要用刚煮沸过放冷的蒸馏水配制？加 Na_2CO_3 的作用是什么？

2.在测定维生素 C 含量时为什么要加少量的 HAc？

3.用 $K_2Cr_2O_7$ 标准溶液标定 $Na_2S_2O_3$ 溶液时，为什么要在滴定至溶液显浅黄色时加淀粉溶液？终点时为什么显亮绿色？

实验二十 漂白液中有效氯含量的测定

【目的要求】

通过测定漂白液中有效氯的含量，掌握间接碘量法的原理及操作。

【基本原理】

碘量法是以碘作氧化剂,或以 KI 作还原剂进行氧化还原滴定的分析方法。其氧化还原半反应式为:

$$I_2 + 2e \Longrightarrow 2I^- \qquad\qquad \varphi^{\ominus}_{I_2/I^-} = +0.535V$$

高于 $\varphi^{\ominus}_{I_2/I^-}$ 的氧化性物质,可与过量的 KI 作用定量析出 I_2,用 $Na_2S_2O_3$ 标准溶液滴定,以测定这些氧化性物质含量的方法称为间接碘量法。漂白液中有效氯含量可用间接碘量法测定。

漂白液的主要成分是 $Ca(ClO)_2$,另外还有 $CaCl_2$,$Ca(ClO_3)_2$ 及 CaO 等,其中 $Ca(ClO)_2$ 遇酸产生氯气,氯气具有漂白作用,故称有效氯,因此漂白粉的质量是以所能释放的氯气量作为衡量标准。测定方法是在样品的酸性溶液中加入过量的 KI,然后用 $Na_2S_2O_3$ 标准溶液滴定产生的碘,反应过程为:

$$Ca(ClO)_2 + 4HCl \Longrightarrow CaCl_2 + 2Cl_2 \uparrow + 2H_2O$$

$$Cl_2 + 2I^- \Longrightarrow 2Cl^- + I_2$$

$$I_2 + 2S_2O_3^{2-} \Longrightarrow 2I^- + S_4O_6^{2-}$$

由以上反应可知,1mol Cl_2 与 2mol $Na_2S_2O_3$ 定量反应,所以可用下式计算有效氯的质量分数:

$$w(有效氯) = \frac{\frac{1}{2}c(Na_2S_2O_3) \cdot V(Na_2S_2O_3) \times \dfrac{M(Cl_2)}{1000}}{V(漂白液)} \times 100\%$$

【仪器和药品】

酸式滴定管,移液管,容量瓶,碘量瓶,锥形瓶,量筒,洗瓶,吸量管,工业漂白液,$0.6mol \cdot L^{-1}$ KI 溶液,$2mol \cdot L^{-1}$ H_2SO_4 溶液,淀粉指示剂,$0.05mol \cdot L^{-1}$ $Na_2S_2O_3$ 标准溶液。

【实验步骤】

用吸量管准确吸取工业漂白液 10.00mL 于 250mL 容量瓶中,加水稀释至刻度,摇匀备用。用移液管移取上述稀释后的漂白液 25.00mL 于碘量瓶中,加入 $0.6mol \cdot L^{-1}$ KI 溶液 10mL(或固体 KI 0.1g)和 $2mol \cdot L^{-1}$ H_2SO_4 溶液 5mL,密塞摇匀,在暗处放置 5min 后,用 20mL 蒸馏水淋洗玻璃塞及锥形瓶内壁。用 $Na_2S_2O_3$ 标准溶液滴定至淡黄色,加入 2mL 淀粉指示剂,继续滴至蓝色恰好消失即为终点,记录所用 $Na_2S_2O_3$ 溶液的体积,重复测定两次,计算漂白液中有效氯的含量。

【问题讨论】

1.漂白液中有效氯的含量测定为什么要在碘量瓶中进行?

2.淀粉指示剂为什么近终点时加入?

实验二十一　水的总硬度测定

【目的要求】

1. 熟悉配位滴定法的基本原理。

2. 掌握水总硬度测定的条件和操作方法。

【基本原理】

水的总硬度是指水中 Ca^{2+}，Mg^{2+} 的总含量，通常以每升水中所含 Ca^{2+} 多少毫摩尔表示，并规定：1L 水中含 1mmol Ca^{2+} 为 1 度。

一般采用配位滴定法测定水的总硬度。常用的标准溶液是乙二胺四乙酸二钠盐，用简式 $Na_2H_2Y \cdot 2H_2O$ 表示，习惯上称为 EDTA，它在溶液中以 Y^{4-} 的形式与 Ca^{2+}，Mg^{2+} 配位，形成 1：1 的无色配合物。即：

$$Ca^{2+} + Y^{4-} \Longrightarrow CaY^{2-}$$
$$Mg^{2+} + Y^{4-} \Longrightarrow MgY^{2-}$$

用 EDTA 滴定时，必须借助于金属指示剂确定滴定终点。常用的指示剂为铬黑 T，它在 $pH = 10$ 的缓冲溶液中，以纯蓝色游离的 HIn^{2-} 形式存在，与 Ca^{2+}，Mg^{2+} 形成酒红色的配合物，通式为：

$$M^{2+} + HIn^{2-} \Longrightarrow MIn^- + H^+$$
$$\text{蓝色} \qquad \text{酒红色}$$

Ca^{2+}，Mg^{2+} 与 EDTA 及铬黑 T 所形成配合物的稳定性不同，其稳定性大小的顺序为：

$$CaY^{2-} > MgY^{2-} > MgIn^- > CaIn^-$$

测定时，先用 $NH_3\text{-}H_2O\text{-}NH_4Cl$ 缓冲溶液调节溶液的 pH 为 10。滴定前，当加入指示剂铬黑 T 时，它首先与水中少量的 Mg^{2+} 配位，形成酒红色的 $MgIn^-$。当用 EDTA 溶液滴定时，加入的 EDTA 分别与水中游离的 Ca^{2+}，Mg^{2+} 配合。接近终点时，因 MgY^{2-} 稳定性大于 $MgIn^-$，故 EDTA 夺取 $MgIn^-$ 中的 Mg^{2+} 使铬黑 T 被游离出来，这时溶液由酒红色变为蓝色，指示终点到达。

根据等物质的量反应规则，由 EDTA 标准溶液的浓度和消耗的体积可计算水的总硬度：

$$水的总硬度(mmol \cdot L^{-1}) = \frac{c(EDTA) \cdot V(EDTA)}{V(水样)} \times 1000$$

标定 EDTA 溶液的准确浓度，所用的基准物质有 $MgCO_3$，$CaCO_3$，Zn 等，标定条件同前述。计算公式如下：

$$c(EDTA) = \frac{m(MgCO_3)}{M(MgCO_3) \cdot V(EDTA)}$$

【仪器和药品】

容量瓶，锥形瓶，碱式滴定管，移液管，试剂瓶，洗瓶，EDTA（固），$MgCO_3$，铬黑 T 指示剂，$9mol \cdot L^{-1} NH_3 \cdot H_2O$ 溶液，$3mol \cdot L^{-1} HCl$ 溶液，$NH_3 \cdot H_2O\text{-}NH_4Cl$

缓冲溶液(pH＝10)。

【实验步骤】

1.EDTA 标准溶液的配制

称取 EDTA(固体)1.5g 于小烧杯中,微热溶解后,稀释至 400mL,即得约 0.01mol·L⁻¹EDTA 溶液,贮存于 500mL 试剂瓶中备用。

2.EDTA 标准溶液的标定

准确称取 MgCO₃(于 110℃干燥 2 小时恒重)0.20～0.22g(准确到小数点后第 4 位)置于烧杯中,加 5 滴蒸馏水润湿,用滴管缓慢滴入 3mol·L⁻¹ HCl 约 3mL,搅拌溶解,移入 250mL 容量瓶中,稀释至刻度,摇匀待用。

准确移取 MgCO₃ 标准溶液 20.00mL 于锥形瓶中,滴加约 4 滴 9mol·L⁻¹ NH₃·H₂O 溶液调节 pH＝10,再加 NH₃·H₂O-NH₄Cl 缓冲溶液 8mL,铬黑 T 指示剂适量(约与小米粒体积相同),用 EDTA 标准溶液滴定,临近滴定终点时应缓慢滴加,并充分振荡。溶液由酒红色变为纯蓝色时,即达终点。记录消耗的 EDTA 溶液体积。重复 2 次。计算 EDTA 溶液的准确浓度。

3.水的总硬度测定

准确吸取水样 50.00mL 于锥形瓶中,加入 9mol·L⁻¹ NH₃·H₂O 溶液约 4 滴,至 pH＝10,加入 NH₃·H₂O-NH₄Cl 缓冲溶液 5mL,铬黑 T 指示剂适量,用 EDTA 标准溶液滴定,至溶液由酒红色变为蓝色为终点。记录所用 EDTA 溶液的体积。重复测定 2 次,计算水的总硬度。

【问题讨论】

1.铬黑 T 指示剂为什么能指示配位滴定终点?

2.在水的硬度测定过程中,为什么要加入 NH₃·H₂O-NH₄Cl 缓冲溶液?

3.为什么不用 EDTA 固体直接配成浓度准确的标准溶液?

【附注】

1.铬黑 T 指示剂

称取 0.5g 铬黑 T 溶于 10mL NH₃·H₂O-NH₄Cl 缓冲溶液中,用 95％乙醇稀释至 100mL。不宜久放。可用固体指示剂:将铬黑 T 与 NaCl 按 1∶100 的比例混合,研细贮存于棕色瓶中保存。

2.以锌为基准物质标定 EDTA 的方法

准确称取纯锌 0.16～0.17g 于小烧杯中,加 6mol·L⁻¹ HCl 溶液 5mL,使其全部溶解,转移至 250mL 容量瓶中,定容。

准确移取上述标准 Zn²⁺ 溶液 20.00mL,置于锥形瓶中,边振荡边缓慢滴加 9mol·L⁻¹ NH₃·H₂O 溶液 3～4 滴,至有白色 Zn(OH)₂ 沉淀析出,加入 NH₃·H₂O-NH₄Cl 缓冲溶液 10mL,沉淀溶解,加铬黑 T 指示剂适量,用 EDTA 标准溶液滴定至纯蓝色为终点。重复 2 次。计算 EDTA 溶液的准确浓度。

实验二十二　分光光度法测定铁的含量时 λ_{max} 的选择

【目的要求】

1. 学习分光光度法原理及722型分光光度计的使用方法。

2. 掌握分光光度法测定有色物质时最大吸收波长的选择方法。

【基本原理】

凡是被测组分本身具有颜色,或被测组分本身无色,但与适当的显色剂作用后能生成有色物质者,都可用分光光度法进行测定。物质对单色光的吸收遵守光吸收定律——朗伯-比尔定律:

$$A = acb$$

式中,A 为吸光度;a 为吸光系数;c 为溶液浓度;b 为溶液厚度。

物质对单色光的吸收因波长的不同而异,在某一波长处出现吸收最大值,某一波长处出现吸收最小值。因此用各种波长的光依次分别通过某种有色溶液时,测定吸收值,然后以吸收值为纵坐标、波长为横坐标作图,即得吸收曲线,由吸收曲线找出最大吸收波长 λ_{max}。物质在最大吸收波长处进行测定时,分析的灵敏度最高。

当 pH 为 4~8 时,Fe^{3+} 和磺基水杨酸生成橙红色配合物。反应如下:

【仪器和药品】

10mL 容量瓶,722 型分光光度计,1mL 吸量管,KJ 型可调连续加液器,pH=4.7 的缓冲溶液,擦镜纸,$0.1mg \cdot mL^{-1}$ 标准 Fe^{3+} 溶液,$0.2mol \cdot L^{-1}$ HNO_3 溶液,$0.25mol \cdot L^{-1}$ 磺基水杨酸。

【实验步骤】

1. 用 10mL 容量瓶 4 个,编号后按下表配制标准溶液。

配制标准溶液

编　号	1	2	3	4
标准 Fe^{3+} 溶液(mL)	0.00	0.20	0.30	0.50
$0.20mol \cdot L^{-1} HNO_3$(mL)	0.50	0.30	0.20	0.00
$0.25mol \cdot L^{-1}$ 磺基水杨酸(mL)	1.00	1.00	1.00	1.00
pH=4.7 缓冲溶液(mL)	1.00	1.00	1.00	1.00
加蒸馏水至(mL)	10.00	10.00	10.00	10.00

2.在不同波长处测定溶液的吸光度

将上述配好的溶液摇匀后,在722型分光光度计上测定。以1号溶液为空白,在波长400～600nm范围内,每隔10nm测定1次2号溶液的吸光度,测定过程中,每变换一次波长,都应调整零点及百分透光率(100%)。记录各波长处溶液的吸光度(A),然后以吸光度为纵坐标、波长为横坐标绘制吸收曲线,从而选择出磺基水杨酸测定Fe^{3+}的最大吸收波长。3号、4号溶液同法测定。

【问题讨论】

为什么每次变动波长都应重新调节零点及百分透光度?

【附注】

1.0.25mol·L^{-1}磺基水杨酸溶液的配制

称取54g磺基水杨酸溶于500mL蒸馏水中,加入100mL 10mol·L^{-1}的氨水50～60mL,并用蒸馏水稀释至1000mL即得。

2.0.1mg·mL^{-1}标准铁溶液的配制

称取分析纯$NH_4Fe(SO_4)_2$·$12H_2O$ 0.8640g,加入2mol·L^{-1} HNO_3溶液100mL,搅拌使其溶解,然后转移到1000mL容量瓶中,定容待用。

3.722型分光光度计的结构和使用方法

722型分光光度计的外形结构如图3-22-1和图3-22-2所示,其简要使用方法为:

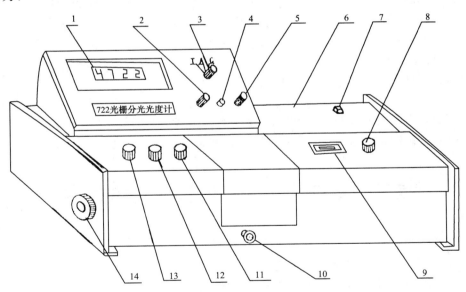

图3-22-1 仪器外形图

1.数字显示器 2.吸收比调零旋钮 3.选择开关 4.吸收比调斜率电位器 5.浓度旋钮
6.光源室 7.电源开关 8.波长旋钮 9.波长刻度窗 10.试样架拉手
11.100%T旋钮 12.0%T旋钮 13.灵敏度调节旋钮 14.干燥器

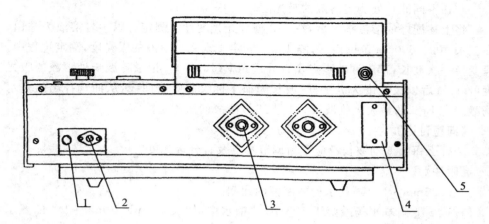

图 3-22-2　仪器后视图

1.1.5A 保险丝　2.电源插头　3.大功率三极管　4.桥式整流器　5.输出插座

（1）插上电源，将灵敏度旋钮调至"1"挡。

（2）开启电源，指示灯亮，选择开关置于"T"，波长调至测试用波长。仪器预热 20min。

（3）打开试样室盖，调节"0"旋钮，使数字显示为"00.0"，将盛 1 号空白液的比色皿置于光路中，盖上试样室盖，调节透光率"100%"，即可进行测定工作。

（4）将选择开关置于"A"，调消光零旋钮，使数字显示为".000"，而后将被测样品移入光路，显示值即为被测样品的吸光度 A 值。

3.注意事项

（1）测试中不可大幅度改变测试波长。

（2）测试完后迅速打开试样室盖。

（3）每台仪器所配套的比色皿，不能与其他仪器上的比色皿单个调换。

（4）最后测定完后，将比色皿冲洗干净，切断电源，罩好仪器。

实验二十三　分光光度法测定铁的含量

【目的要求】

1. 掌握 722 型分光光度计的使用。

2. 掌握用磺基水杨酸法测定铁的含量的方法。

【基本原理】

磺基水杨酸是测定铁含量的常用试剂，在 pH 为 4.0～8.0 的条件下，与 Fe^{3+} 生成稳定的橙红色配合物，较好地符合朗伯-比尔定律，其反应为：

$$Fe^{3+} + 2\ \underset{HOOC\underset{}{}SO_3H}{\overset{HO\underset{}{}}{\bigcirc}} \rightleftharpoons \left\{Fe\left[\underset{OOC\underset{}{}SO_3}{\overset{OH\underset{}{}}{\bigcirc}}\right]_2\right\}^- + 4H^+$$

【仪器和药品】

10mL 容量瓶,722 型分光光度计,吸量管,KJ 型可调连续加液器,$0.2mol \cdot L^{-1}$ HNO_3 溶液,$0.25mol \cdot L^{-1}$ 磺基水杨酸溶液,pH=4.7 的缓冲溶液,$0.1mg \cdot mL^{-1}$ Fe^{3+} 标准溶液。

【实验步骤】

1.标准溶液的配制

用 10mL 容量瓶 6 个,编号后按下表配制标准溶液,摇匀放置 20min。

编　号	1	2	3	4	5	6
Fe^{3+} 标准溶液(mL)	0.00	0.10	0.20	0.30	0.40	0.50
$0.2mol \cdot L^{-1} HNO_3$(mL)	0.50	0.40	0.30	0.20	0.10	0.00
磺基水杨酸(mL)	1.00	1.00	1.00	1.00	1.00	1.00
缓冲溶液(pH=4.7)(mL)	1.00	1.00	1.00	1.00	1.00	1.00
加蒸馏水至(mL)	10.00	10.00	10.00	10.00	10.00	10.00
最终铁浓度$(mol \cdot L^{-1})$						
吸光度 A						

2.标准曲线的制作

在 722 型分光光度计上,用 1cm 比色皿,在 460nm 波长处,以 1 号溶液为空白,分别测定标准溶液的吸光度。然后以吸光度为纵坐标、溶液浓度为横坐标绘制工作曲线。

3.未知溶液 Fe^{3+} 含量的测定

吸取待测铁溶液 1mL,置于 10mL 容量瓶中,加入 $0.2mol \cdot L^{-1}$ 的 HNO_3 溶液 0.5mL,$0.25mol \cdot L^{-1}$ 磺基水杨酸溶液 1.00mL,pH=4.7 的缓冲溶液 1.00mL,用蒸馏水稀释到刻度,摇匀,放置 20min 后,按上述方法测定吸光度。未知溶液可以和标准溶液同时配制,编号为第 7 号。在标准曲线上查出相对应的铁的浓度 c_x(mg $\cdot$ mL^{-1})。未知液浓度可由下式求出:

$$c_{样} = c_x \times \frac{V_{容}}{V_{样}} (mg \cdot mL^{-1})$$

式中,$V_{容}$ 为测定未知液稀释时所用容量瓶容积;$V_{样}$ 为所取原未知液的体积。也可在作图时将各标准溶液的浓度均乘以 $V_{容}/V_{样}$,则可在标准曲线上直接查出未知液的浓度。

【问题讨论】

1. 为什么用磺基水杨酸法测定铁的含量时选择 460nm 波长？

2. 在标准曲线上查出的对应的铁的浓度 c_x 是否就是测试样品的浓度？

实验二十四　血清或尿液中无机磷的测定

【目的要求】

掌握血清和尿液中无机磷含量测定原理及操作方法。

【基本原理】

人体内的无机盐以钙和磷含量最多。而血清或尿液中无机磷含量的高低与某些疾病密切相关。因此在临床上常用血清或尿液中无机磷的含量作为诊断某些疾病的重要指标。

血清和尿液中无机磷的主要存在形式是 $H_2PO_4^-$ 和 HPO_4^{2-}。测定时，以三氯醋酸沉淀蛋白，在滤液中加钼酸试剂与磷结合成磷钼酸，再用氯化亚锡使其还原为蓝色化合物。

$$12H_2MoO_4 + H_3PO_4 \Longrightarrow H_3[P(Mo_3O_{10})_4] + 12H_2O$$

磷钼杂多酸（黄色）

$$4Sn^{2+} + [P(Mo_3O_{10})_4]^{3-} + 11H^+ \longrightarrow$$

$$(MoO_2 \cdot 4MoO_3)_2 \cdot H_3PO_4 + 2MoO_2 + 4H_2O + 4Sn^{4+}$$

磷钼蓝（蓝色）

利用溶液的蓝色进行比色测定，根据标准溶液的浓度 c 和吸光度 A，用直接比较法，即可用

$$\frac{A_{测}}{A_{标}} = \frac{c_{测}}{c_{标}}$$

求出血清或尿液中无机磷的浓度。

人体血磷的正常值：成人 $1.0 \sim 1.5 mmol \cdot L^{-1}$，儿童 $1.5 \sim 2.0 mmol \cdot L^{-1}$。

【仪器和药品】

离心机，吸量管，分光光度计，$0.01 mg \cdot mL^{-1}$ 磷标准液，钼酸试剂，$0.6 mol \cdot L^{-1}$ 三氯醋酸（TCA）溶液，$SnCl_2$ 贮存液，$SnCl_2$ 应用液（溶液配制见附录）。

【实验步骤】

1. 血样处理

将血样离心沉降。取血清 0.5mL 置于离心管中，加 $0.6 mol \cdot L^{-1} CCl_3COOH$（TCA）溶液 2.0mL，立即振荡均匀，离心沉淀蛋白，取上清液备用。

2. 尿液处理

吸取 24h 混合尿液 1.00mL，加蒸馏水 9.00mL 混匀，过滤，滤液备用。

3. 血清、尿液中无机磷的测定

按下表所示准确量取上述各溶液分别置于试管中，混匀，放置 1min。用 1cm

比色皿,在波长 520nm 处进行比色,以空白管校正吸光度到零点,读取各管吸光度填入下表中。

$$c_{血磷}(\text{mmol}\cdot L^{-1})=\frac{A_{待测血}}{A_{标准磷}}\times\frac{c_{标准磷(\text{mg}\cdot\text{mL}^{-1})}}{M_磷}\times1000\times血清稀释倍数$$

$$c_{尿磷}(\text{mmol}\cdot L^{-1})=\frac{A_{待测尿}}{A_{标准磷}}\times\frac{c_{标准磷(\text{mg}\cdot\text{mL}^{-1})}}{M_磷}\times1000\times尿液稀释倍数$$

血清、尿液中无机磷测定

试　　剂	空白	标准	血清	尿液
0.01mg·mL^{-1}磷标准液(mL)		1.00		
血清滤液(mL)			1.00	
尿液滤液(mL)				1.00
蒸馏水(mL)	5.00	4.00	4.00	4.00
钼酸试剂(mL)	1.00	1.00	1.00	1.00
SnCl$_2$ 应用液(mL)	0.50	0.50	0.50	0.50
吸光度 A	0.000			

【注意事项】

1.血清不能溶血,采血后应尽快将血清分离出,以免血细胞内磷脂水解而使无机磷增加。

2.SnCl$_2$ 有强腐蚀性,切勿接触皮肤。加入 SnCl$_2$ 溶液时应随加随摇,马上混匀,否则变浑。SnCl$_2$ 溶液很不稳定,如果生成的钼蓝为绿色,即不能再用。标准管与待测管加 SnCl$_2$ 溶液的相隔时间不应过长。

【附注】

1.钼酸试剂的配制

钼酸不稳定,常用其钠盐与硫酸反应。将 7.5% 钼酸钠溶液与 5mol·L^{-1} H$_2$SO$_4$ 溶液等体积混合即可。

2.磷标准溶液(0.01mg·mL^{-1})的配制

将 KH$_2$PO$_4$(分析纯)置于 110℃ 烘烤 2h,放于干燥器内冷却。准确称取 0.04390g,溶解,加氯仿 2mL 防腐,加水稀释至 1000mL,贮存于冰箱中。

3.SnCl$_2$ 试剂的配制

(1)SnCl$_2$ 贮存液(SnCl$_2$ 溶液极不稳定,故需配成贮存液):称取 SnCl$_2$10g,加 25mL 浓盐酸置于棕色瓶中,溶解后再加数片锡箔,密闭,在 4℃ 冰箱中保存,8 周内有效。

(2)SnCl$_2$ 应用液:取 SnCl$_2$ 贮存液 0.5mL,加蒸馏水稀释至 100mL,混匀。室温 20℃ 以上时可供当日使用,30℃ 以上时,仅供半天使用。若应用液与磷试剂生成的磷钼蓝颜色呈蓝绿色或绿色时,则不能再使用。此时,配制的应用液中,应适当增加 SnCl$_2$ 贮存液的比例。若贮存液增至 5 倍(即加入 SnCl$_2$ 贮存液 2.5mL)时,磷钼蓝仍为蓝绿色,则此贮存液也不能使用。

实验二十五　电位滴定法测定水中的氯

【目的要求】

1. 掌握电位滴定法的原理和方法。

2. 学习自动电位滴定计的使用。

【基本原理】

电位滴定法是一种基于电位变化确定终点的滴定方法。电位滴定法能用于测定浑浊或带有颜色的溶液中某些离子的含量。在进行测定时,在待测溶液中插一个与被测离子相关的指标电极,并与一参比电极组成一个工作电池。随着测定剂的加入,由于发生化学反应,使待测离子浓度不断变化,指标电极的电位发生改变,电池电动势也发生变化,在完全反应点附近,电动势发生突跃。因此,根据电池电动势的变化,便可确定测定终点。

本实验用银-氯化银电极作指标电极,饱和甘汞电极作参比电极,与被测自来水组成电池,用 $AgNO_3$ 溶液作滴定剂。银-氯化银电极电位的计算公式为:

$$\varphi_{AgCl/Ag} = \varphi^{\ominus}_{AgCl/Ag} + \frac{2.303RT}{F}\lg\frac{1}{[Cl^-]}$$

随着滴定的进行,$[Cl^-]$ 逐渐改变,$\varphi_{AgCl/Ag}$ 及电池电动势亦随之变化。测定终点可由电位滴定曲线(电池电动势对滴定剂体积作图)来确定。若使用 ZD-2 型自动电位滴定仪,当滴定至预定终点时,滴定仪自动停止滴定,由消耗 $AgNO_3$ 的量可计算出水中氯离子的含量。

【仪器和药品】

DZ-1 型滴定装置,ZD-2 型自动电位滴定仪,Z16 型银-氯化银电极,酸式滴定管,217 型饱和甘汞电极(双盐桥),容量瓶,500mL 棕色试剂瓶,移液管,NaCl(分析纯),$AgNO_3$(分析纯),浓硝酸。

【实验步骤】

1. 溶液的配制

(1)硝酸银溶液的配制:称取 1.3g 分析纯 $AgNO_3$,溶解于 500mL 不含 Cl^- 的蒸馏水中,置暗处保存。

(2)氯化钠标准溶液的配制:准确称取 $0.43\sim0.44g$(称至小数点后第 4 位)预先干燥的分析纯 NaCl,置于小烧杯中,用蒸馏水溶解后转入 500mL 容量瓶中,加水稀释至刻度,摇匀。计算 NaCl 标准溶液的浓度。

2. 硝酸银滴定液的标定

(1)调节仪器:自动电位滴定仪的外部结构如图 3-25-1 所示。将甘汞电极接在接线柱上,银电极接在电极插孔的接续器上,连接滴定计及滴定装置仪器后背的"单元组合"配套插座,开启电源开关(在仪器背面)。

为了校正滴定计的指示电表,将选择器开关置于"mV 滴定"处,松开电极插孔的电极,按下读数开关,旋动校正器调节电表指针于 0mV 处。校正结束后,勿再旋动校正器,否则必须重新校正。

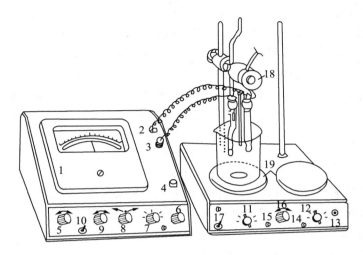

(a)ZD-2 型自动电位滴定仪　　(b)DZ-1 型滴定装置
图 3-25-1　ZD-2 型自动电位滴定仪
1. 指示电表　2. 电极插孔　3. 电极接线柱　4. 读数开关　5. 预控制调节器
6. 校正器　7. 温度补偿调节器　8. 选择器　9. 预定终点调节器　10. 滴液开关
11. 电磁阀选择开关　12. 工作开关　13. 滴定开始按键　14. 终点指示灯　15. 滴定指示灯
16. 搅拌转速调节器　17. 搅拌开关及指示灯　18. 电磁阀　19. 磁力搅拌器

(2)标定:用移液管移取 25.00mL 标准 NaCl 溶液于一干净的 250mL 烧杯中,用蒸馏水稀释至 100mL 左右,加入 2mL 浓硝酸,放入一干净的搅拌磁子。随后将烧杯置于滴定装置的搅拌器平台上,将装有 AgNO$_3$ 滴定液的滴定管夹在滴定架上,并将滴定管下端尖嘴插入电磁阀上细橡胶管的上端,细橡胶管的下端与滴定毛细管连接,然后旋松滴定架上的固定螺丝,使电极和毛细管刚好插入溶液中,而又不与搅拌磁子相碰,旋紧固定螺丝,打开搅拌开关,此时搅拌指示灯亮。转动搅拌转速调节器,使搅拌调至合适的速度,打开滴定管活塞,将工作开关拨向手动挡,按下滴定开始按键进行滴定。起初,滴加 AgNO$_3$ 溶液的体积可大一些(大约 5mL)。每加一次 AgNO$_3$ 溶液后,要放开滴定按键,待电位值稳定后,读取滴定液体积和相应的电位值。滴定电位有较明显变化时,应每隔 0.2mL 记录一次电位值。最后以电位值为纵坐标,以消耗的 AgNO$_3$ 溶液体积为横坐标绘出滴定曲线,并由滴定曲线找出终点电位值及所需 AgNO$_3$ 溶液体积,然后求算 AgNO$_3$ 溶液的浓度。

3. 自来水中氯离子含量的测定

(1)调节仪器:将滴定计选择器拨至终点挡,按下读数开关,用预定终点调节器将表头指针调至滴定终点电位值处,调好后,在整个滴定过程中切勿再旋动终点调节器,否则将因终点值的变动而影响分析结果的准确性。随后将选择器再拨向"mV"滴定挡,用于控制滴定速度的预控制调节器调至中间位置。

(2)滴定:移取 100.00mL 自来水样于 250mL 烧杯中,再加入 2mL 浓硝酸,同上法安装滴定管和电极,将滴定装置上的工作开关拨向"控制"位置,打开滴定管活塞,滴液开关拨至"＋",按下滴定开始键约 2s 左右,终点指示灯亮,滴定指示灯时亮时暗,滴定液自动滴下,电表指针逐渐向终点电位值接近。在接近终点时,滴定指示灯亮得时间短,当电表指针到达滴定终点时,电磁阀自动关闭,滴定指示灯熄灭,约 10s 后,终点指示灯熄灭,滴定即告终。记录耗去的 $AgNO_3$ 溶液体积。

以同样的操作步骤作空白溶液(以不含 Cl^- 的蒸馏水代替自来水)。

滴定结束后,应关闭全部开关。关闭滴定活塞,放松电磁阀的支头螺丝。升起电极架,用蒸馏水淋洗电极表面,洗净滴定管和细橡胶管内 $AgNO_3$ 溶液的残留液。

自来水中 Cl^- 的含量按下式计算:

$$w(Cl^-) = \frac{(V_1 - V_2) \times c(AgNO_3) \times 35.5}{V_3} \times 1000$$

式中,V_1 为滴定水样所用 $AgNO_3$ 溶液的体积;V_2 为滴定空白所用 $AgNO_3$ 溶液的体积;V_3 为水样的体积;$c(AgNO_3)$ 为 $AgNO_3$ 标准溶液的浓度。

【问题讨论】

1. 试述自动电位滴定的基本原理和过程。

2. 滴定操作时应注意哪些问题?

实验二十六　火焰原子吸收分光光度法测定血清锌

【目的要求】

1. 了解原子吸收分光光度计的操作。

2. 掌握血清锌的测定方法。

【基本原理】

原子吸收分光光度法是利用光源辐射出的待测元素的特征光谱,通过样品的蒸气而被待测元素的基态原子所吸收,根据辐射光由强减弱的程度,测定样品中待测元素的含量。其基本程序是:将分析样品转化成雾状后引入火焰,火焰提供一定的能量后,使样品受热分解成原子状态,这些原子处于最稳定的基态。当外部给以光照时,它们便吸收待测元素的特征辐射,并跃迁到高能级状态。这时,被吸收的光量与基态原子的数目,即与样品中待测元素的含量具有一定的比例关系。因而,根据光通过火焰后测得的被吸收的光量值,可以计算出样品中待测元素的含量。

【仪器和药品】

原子吸收分光光度计,锌空心阴极灯,消化杯,重蒸馏水,硝酸(GR),高氯酸(GR),锌标准储备液($1mg \cdot mL^{-1}$)。

【实验步骤】

1. 标准溶液的配制

准确吸取锌标准储备液,用 1‰ 硝酸溶液配制浓度为 $0.5\mu mol \cdot L^{-1}$,$1\mu mol \cdot L^{-1}$,$2\mu mol \cdot L^{-1}$ 的标准溶液。

2.待测溶液的配制

吸取 0.50mL 血清,置于消化杯中,加入 2.00mL 混合酸(硝酸与高氯酸之比为 3∶1);放到调温电热板上,慢慢升温加热消化,直到消化杯内冒出白色烟雾,取下消化杯,加入少量蒸馏水,再置于电热板上加热至消化杯内无色为止。冷却后在 10mL 容量瓶中用 1%的硝酸溶液定容待测。同法处理空白溶液一份。

3.样品测定

打开仪器、空压机、燃气开关,安装锌灯,把波长调至 213.8nm,把狭缝选择拨到"0.7mm"及"高"处,设置灯电流 8mA。用空白溶液调零后,按标准溶液浓度为 $0.5\mu mol \cdot L^{-1}$,$1\mu mol \cdot L^{-1}$ 的顺序进行仪器校正,计算机自动绘制标准曲线。这时可直接测定待测液,屏幕显示待测液的浓度、标准偏差、相对偏差,并且打印机可同时打出结果。

【附注】

M3100 原子吸收分光光度计的外形构造示意图、主机操作盘分别如图 3-26-1、图 3-26-2、图 3-26-3 所示,其基本操作步骤为:

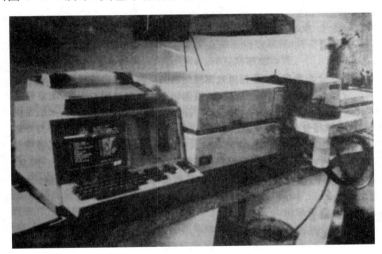

图 3-26-1　M3100 原子吸收分光光度计

(1)打开空气压缩机、燃气开关、主机电源开关。主机接通电源后,即可进行自检,待屏幕显示"MODEL3100"字样时,告知自检完毕,已进入原子吸收状态。

(2)按参数输入键(PARAM ENTER)显示灯电源页面,按分析要求从数字键盘输入电流值(此值不得超过元素灯最大操作电流)后,再按输入键(ENTER),此时空心阴极灯可点亮。

(3)按下功能键(ENERGY),显示屏显示能量计数及亮带。仔细调节波长钮,并观察显示屏上的光带及能量计数,直到最大。若能带满标尺后,请按"GAIN",仪器便自动设置光电倍增管高压,能值(EN)会自动增大。

(4)在上述页面调整灯位置,水平、垂直均应调节,使能值最大,调节同上。

(5)把狭缝选择开关扳到"0.7mm"及"高"位置。

(6)读数积分时间提示，根据分析要求选 1～5s 就可以，从数字键盘选择积分时间后，按 ENTER 键，设置完毕。

(7)上述设计完毕后，屏幕显示重读测定数次提示。为了保证测试数字的可靠性，一般选择 3～5 次。从数字键选择后，再按 ENTER 键，重复次数设置完毕。

(8)上一步完成后，显示屏继而显示校正方式：非线性(1)、线性(2)、标准加入方式(3)，根据需要选择校正方式后面的对应数字，输入后，再按 ENTER 键，相应的方式被选择。

(9)校正方式选择后，仪器自动显示：火焰原子化方式(1)、峰面积(2)、峰高(3)，直接按 ENTER 键，即火焰原子化方式被选择[(2)(3)方式用于氢化物原子化方式]。

6
5
4
0.2nm 高
0.7nm 低
7
3
2
1
8
9
14
10
11
13
12

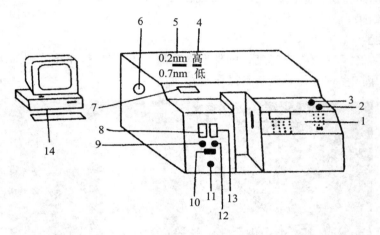

图 3-26-2　M3100 原子吸收分光光度计示意图

1. 功能键、显示屏、数字键　2. 垂直向调灯钮　3. 水平向调灯钮　4. 狭缝高低选择　5. 狭缝宽度选择　6. 波长调节钮　7. 波长指示表　8. 燃气流量表　9. 燃气流量调节钮　10. 点火按钮　11. 助燃气开关　12. 助燃气流量调节钮　13. 助燃气流量表　14. 计算机

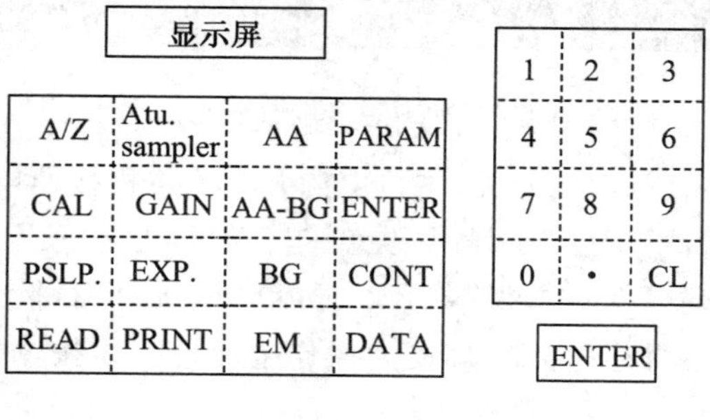

显示屏
A/Z
Atu. sampler
AA
PARAM
CAL
GAIN
AA-BG
ENTER
PSLP.
EXP.
BG
CONT
READ
PRINT
EM
DATA
1
2
3
4
5
6
7
8
9
0
•
CL
ENTER

图 3-26-3　M3100 原子吸收分光光度计主机操作盘

(10)上一步完成后，仪器自动显示：STD 1，从键盘输入第 1 个标准溶液的浓度值，按 ENTER 键，显示 STD2 即提示输入第 2 个标准浓度值，输入后按 ENTER 键，随后又显示 STD3(逐一输入，直到 8 个点)。一般设置 3 个标准即可。若设置 3 个标准后不再设置，可直接按 ENTER 键。此时显示斜率校正提示。

(11)斜率校正时,将标准溶液浓度居中的浓度作为校正点(例如浓度分别为 $0.5,1,2\mu mol \cdot L^{-1}$ 时,选择 $1\mu mol \cdot L^{-1}$ 为校正点),选择按 ENTER 键即可。若不设校正点可直接按 ENTER 键。仪器自动显示灯电流页面,即分析参数设定完毕。

(12)按功能键 CONT,进入测定模式,显示出吸光值(ABS)的大小。选择最佳火焰。

(13)转动助燃气开关到空气(AIR)位置,按下点火钮即可点火。

(14)按 PARAM 键后,再按 PRINT 键,可将设定的参数打印出来。

(15)按 DATA 键,进入测定阶段,此时显示:

ABS:(MEAN)0.000 SD._____   RSD._____

将喷雾器毛细管插入空白溶液中,数秒后按 A/2 键仪器自动调零,并按所设置的重复次数读数后,给出:

(MEAN)0.000 SD._____   RSD._____

(16)将喷雾器毛细管插入第 1 种标准溶液中,再按 CAL 键,显示吸光度,按设计的次数后,立即显示平均浓度、SD. 及 RSD.,这表明仪器已完成了第 1 个标准点的校正。用同法进行第 2,3 个标准点的校正后,便可进行测定工作。

(17)将喷雾器毛细管插入样品溶液中,按 READ 键,数秒后显示样品的平均浓度、SD. 及 RSD.。这样可逐个测定要分析的样品。若分析的样品较多,可在每测定 5～10 个样品后,用设定的标准溶液进样,并按 PSLP 键,进行斜率校正。

(18)测定完毕后,用 2% 的硝酸进样 10min,充分洗涤燃烧头后,按 PARAM 键,仪器显示灯电流页面,输入数字"0",再按 ENTER 键阴极灯即可关掉。关掉气体开关,把助燃气开关调到 OFF 位,关闭打印机、主机电源。

实验二十七 综合研究性实验
——茶叶中钙、镁和微量元素铁的综合测定

【目的要求】

1.掌握配位滴定法测定茶叶中钙、镁含量的原理和方法。

2.掌握可见分光光度法测定茶叶中微量铁的方法。

【基本原理】

茶叶是有机物质,主要含有 C,H,O 和 N 等元素,同时还含有 Ca,Mg,Fe 等多种人体必需的元素。

将茶叶在空气中置于敞口的蒸发皿或坩埚中加热,经氧化分解而烧成灰烬(干灰化),用酸溶解,可逐级进行分析测定。

钙、镁含量的测定,可采用配位滴定法。在 pH＝10 的条件下,以铬黑 T 为指示剂,用 EDTA 标准溶液进行滴定,可测得 Ca,Mg 总量。Fe^{3+},Al^{3+} 的存在会干扰 Ca^{2+},Mg^{2+} 的测定,分析时可用三乙醇胺掩蔽 Fe^{3+} 和 Al^{3+}。

茶叶中铁含量较低,可用分光光度法测定。在 pH＝2～9 的条件下,Fe^{2+} 与邻二氮菲生成稳定的橙红色的配合物,反应式为:

该配合物的 $\lg K_{稳}＝21.3$,摩尔吸收系数 $\varepsilon_{530nm}＝1.10\times10^4 L\cdot mol^{-1}\cdot cm^{-1}$。在显色前,用盐酸羟胺把 Fe^{3+} 还原成 Fe^{2+},其反应式为:

$$2Fe^{3+}＋2NH_2OH\cdot HCl＝＝2Fe^{2+}＋2H_2O＋4H^+＋N_2\uparrow＋2Cl^-$$

显色时,若溶液的酸度过高(pH＜2),反应进行较慢;若酸度太低,则 Fe^{2+} 水解,影响显色。

【仪器和药品】

722 型分光光度计,分析天平,容量瓶,吸量管,量筒,碱式滴定管,锥形瓶,烧杯,蒸发皿(或坩埚),漏斗,定量滤纸,$6mol\cdot L^{-1}NH_3\cdot H_2O$ 溶液,$6mol\cdot L^{-1}HCl$ 溶液,$2mol\cdot L^{-1}HAc$ 溶液,$6mol\cdot L^{-1}NaOH$ 溶液,$0.01mol\cdot L^{-1}EDTA$ 溶液,$0.010g\cdot L^{-1}NH_4Fe(SO_4)_2\cdot 12H_2O$ 标准溶液,25％三乙醇胺溶液,NH_3-NH_4Cl 缓冲溶液(pH＝10),HAc-NaAc 缓冲溶液(pH＝4.6),0.1％邻二氮菲溶液,1％盐酸羟胺溶液,1％铬黑 T 指示剂。

【实验步骤】

1. 茶叶灰化及试液的制备

准确称量茶叶细末 6～8g(精确至 0.0001g),倒入蒸发皿或坩埚中,加热,使茶叶完全干灰化(通风橱中进行),冷却后,用 10mL $6mol\cdot L^{-1}HCl$ 溶液溶解。

将溶液转移至小烧杯中,用 20mL 水分 3 次洗涤蒸发皿,全部并入小烧杯。用 $6mol\cdot L^{-1}$氨水调节 pH 为 6～7,使其产生沉淀。在沸水浴中加热 30min,过滤,洗涤烧杯和滤纸。滤液直接滤入 250mL 容量瓶中并稀释至刻度,摇匀,贴上标签,标明为 Ca^{2+},Mg^{2+} 待测试液(1#)。

另取 1 个 250mL 容量瓶,置于玻璃漏斗下,用 10mL $6mol\cdot L^{-1}HCl$ 溶液重新溶解滤纸上的沉淀,少量多次地洗涤滤纸,并用水稀释滤液至刻度线,摇匀,贴上标签,标明为 Fe^{3+} 待测试液(2#)。

2. 茶叶中 Ca,Mg 总含量的测定

从 1# 容量瓶中准确吸取试液 25.00mL,置于 250mL 锥形瓶中,加入三乙醇胺 5mL,再加入 pH＝10 的 NH_3-NH_4Cl 缓冲溶液 10mL,摇匀。加铬黑 T 指示剂 2 滴,用 $0.01mol\cdot L^{-1}EDTA$ 标准溶液滴定。根据消耗 EDTA 的体积,计算茶叶中 Ca^{2+},Mg^{2+} 的总含量,以 CaO 的质量分数表示。

$$CaO\text{ 的质量分数}=\frac{c(\text{EDTA})\cdot V(\text{EDTA})\cdot M(\text{CaO})}{\frac{25}{250}\times m_\text{样}\times 1000}$$

3.茶叶中 Fe 含量的测定

(1)标准曲线的绘制:分别取 0.00mL,1.00mL,2.00mL,3.00mL,4.00mL,5.00mL,6.00mL 铁标准溶液于 7 只 50mL 容量瓶中,依次加入 5mL 盐酸羟胺溶液、5mL pH＝4.6 的 HAc-NaAc 缓冲溶液、5mL 邻二氮菲溶液,用蒸馏水稀释至刻度,摇匀。放置 10min,在 722 型可见分光光度计上,选择 1cm 比色皿,510nm 波长,用空白液作对照,分别测定吸光度。

以 50mL 溶液中铁含量为横坐标,相应的吸光度为纵坐标,绘制邻二氮菲亚铁的标准曲线。

(2)茶叶中 Fe 含量的测定:从 2# 容量瓶中取 2.50mL 待测试液,放入 50mL 容量瓶中,操作同上。测定吸光度,并从标准曲线上求出 50mL 容量瓶中 Fe^{3+} 含量 $(g\cdot L^{-1})$,以 Fe_2O_3 的质量分数表示。

$$Fe\text{ 的质量分数}=\frac{c(\text{Fe})\times 50}{\frac{2.50}{250}\times m_\text{样}\times 1000}$$

$$Fe_2O_3\text{ 的质量分数}=Fe\text{ 的质量分数}\times\frac{M(Fe_2O_3)}{M(Fe)}$$

【问题讨论】

1.用分光光度法测得的铁含量是否为茶叶中亚铁的含量? 为什么?

2.为什么 pH＝6～7 时,能将 Fe^{3+} 与 Ca^{2+},Mg^{2+} 完全分离?

实验二十八　实验设计

——食醋中总酸度的测定

为了培养同学们独立分析问题和解决问题的能力,巩固所学的基础知识、基本操作和实验方法,加强实验技能的训练,请按下列要求自行设计实验内容。

【设计要求】

1.写出目的要求。

2.写明基本原理:应写出食醋溶液的性质,根据要求应采用的方法、反应式、标准溶液、指示剂、计算公式。

3.写出实验仪器及药品试剂的浓度等。

4.写出实验步骤:标准溶液的配制、标定,样品含量的测定(确定有关样品液、指示剂等试剂的合理用量及终点判断等)。

5.根据自己设计的实验进行实验,根据实验数据记录,计算实验结果,并进行结果分析。

【设计提示】

1.食醋(白醋)中含 3％～5％(0.03～0.05g·mL^{-1})的醋酸,此外,还有少量

其他的有机酸,如甲酸、丁酸、乳酸等。在测定食醋的总酸度时,可全部以醋酸的含量来标示。

2. 如果市售食醋颜色较深,对观察滴定终点有影响,应考虑样品的预处理方法。

3. 该实验可供选择的仪器、药品如下:烧杯,量筒,移液管,吸量管,容量瓶,洗瓶,碘量瓶,锥形瓶,酸式滴定管,碱式滴定管,酚酞指示剂,甲基橙指示剂,甲基红指示剂,淀粉指示剂,铬黑 T 指示剂,食醋,浓盐酸,NaOH(固体),Na_2CO_3(分析纯),EDTA(固体)。

第四章 英文实验

Experiment 1　Refining Sodium Chloride

【Purposes】

1. To understand the principles of refining sodium chloride.

2. To learn the basic techniques including dissolving, filtrating, evaporating, concentrating and drying.

3. To know the purity test of refining sodium chloride.

【Principles】

The commercial available sodium chloride (NaCl) and physiological saline are all derived from crude sodium chloride which usually contains soluble ions, such as K^+, Ca^{2+}, Mg^{2+}, SO_4^{2-} and other insoluble impurities, for instance, silt, sand, and faggot, etc,. The soluble ions can be precipitated out and subsequently removed by adding chemical reagents (for example, $BaCl_2$, Na_2CO_3, NaOH, etc) to form precipitates. The insoluble impurities, on the other hand, can be directly filtrated and removed from the crude NaCl solution. The stepwise purification procedure is listed as follows:

Following the aforementioned general refining rationale, $\dfrac{m(MgCO_3)}{M(MgCO_3) \cdot V(EDTA)} \times 1000$, ion is firstly removed from crude NaCl solution by precipitating with $BaCl_2$.

$$Ba^{2+} + SO_4^{2-} = BaSO_4 \downarrow$$

Upon filtering the $BaSO_4$ precipitate, Na_2CO_3 and NaOH solution are added to the crude solution to remove Ca^{2+}、Mg^{2+} and the excessive Ba^{2+} ions.

$$Mg^{2+} + 2OH^- = Mg(OH)_2 \downarrow$$

$$Ca^{2+} + CO_3^{2-} \Longrightarrow CaCO_3 \downarrow$$

$$Ba^{2+} + CO_3^{2-} \Longrightarrow BaCO_3 \downarrow$$

The precipitates are filtered and the excessive NaOH and Na_2CO_3 are further neutralized by hydrochloric acid.

$$Na_2CO_3 + 2HCl \Longrightarrow 2NaCl + CO_2 \uparrow + H_2O$$

$$NaOH + HCl \Longrightarrow NaCl + H_2O$$

Finally, the purified NaCl can be obtained through consecutive procedures including evaporation crystallization, filtration and drying.

【Apparatus and Reagents】

Apparatus: Platform balance, beaker (50mL, 100mL), cylinder (2mL, 50mL), funnel, test tube (10mL×6), Buchner funnel, suction instrument, evaporating dish, burner, spatula.

Reagents: Crude sodium chloride, $6mol \cdot L^{-1}$ HCl solution, $6mol \cdot L^{-1}$ HAc solution, $6mol \cdot L^{-1}$ NaOH solution, $1mol \cdot L^{-1}$ $BaCl_2$ solution, Na_2CO_3 saturated solution, $(NH_4)_2C_2O_4$ saturated solution, magnesium agent, filter paper, universal pH paper.

【Procedures】

1. Refining sodium chloride

(1) Weighing and dissolving: About 4.0g of the crude sodium chloride was weighed out and dissolved in 15mL distilled water in a 100mL beaker. The solution was boiled for about 10 minutes over a burner.

(2) To remove SO_4^{2-}: $1mol \cdot L^{-1}$ $BaCl_2$ solution was added dropwise (about 2 mL) under continuous stirring and boiling until the $BaSO_4$ precipitate completely formed (approximately 5 min) (caution: $BaCl_2$ solution is highly toxic, keep it away from your mouth). The mixture was then cooled to room temperature and filtered through funnels. The filtrate was collected in another beaker.

(3) To remove Ca^{2+}, Mg^{2+} and the excessive Ba^{2+}: 0.5mL of $2mol \cdot L^{-1}$ NaOH and 2.5mL of $1mol \cdot L^{-1}$ Na_2CO_3 solution were added to the filtrate. The mixture was gently boiled for a few minutes, sit and cooled to room temperature. Then, a small amount of the supernatant layer was sampled with a medicine dropper into a test tube. A few drops of saturated Na_2CO_3 solution was added to the sample, to check the completion of the precipitation. If no precipitate is formed,

the filtrate can be collected through a funnel using the same method describe in (2).

(4) To remove the excessive OH^- and CO_3^{2-}: $2mol \cdot L^{-1}$ HCl was added dropwise to the filtrate until the pH of the solution reached 4—6.

(5) Evaporating and drying: The filtrate was transferred into an evaporating dish and concentrated until it comes to the state of magma. The residue was allowed to sit and cool. The crystal was collected by the Buchner funnel and the K^+ was removed at the same time. Then the crystal was dried extensively, and then weighed to calculate the yield of the product.

2. Purity evaluation of the purified sodium chloride

1.0g of crude sodium chloride and purified sample were added into two test tubes and dissolved in 5mL distilled water, respectively. Purity of the two samples were then tested and compared as follows.

(1) Purity check of SO_4^{2-} ion: Two drops of $6mol \cdot L^{-1}$ HCl solution and 2 drops of $1mol \cdot L^{-1}$ $BaCl_2$ solution were added to individual test tubes containing 1mL of the above prepared crude NaCl and the purified NaCl solution. SO_4^{2-} impurity exists if the white precipitate forms. Record your observations and compare the results of the two tubes.

(2) Purity check of Ca^{2+} ion: To another set of test tubes containing the same solutions, were added 2 drops of $6mol \cdot L^{-1}$ HAc and 2 drops of saturated $(NH_4)_2C_2O_4$ solution. Ca^{2+} impurity exists if the white precipitate is formed. Record your observations and compare the results of the two tubes.

(3) Purity check of Mg^{2+} ion: To a third set of solutions in test tubes, were added 3~5 drops of $2mol \cdot L^{-1}$ NaOH solution and 2 drops of magnesium agent. Mg^{2+} impurity exists if the blue precipitate is formed. Record your observations and compare the results of the two tubes.

【Recording and treating data】

1. Refining the sodium chloride

m_1 (Mass of crude sample) = _____ g, m_2 (Mass of purified sample) =

_____ g

$$\text{yield of product}(\%) = \frac{\text{weight of purified salt}}{\text{weight of crude salt}} \times 100\% = \text{_____}$$

2. Testing the purity of the purified sodium chloride

Item	Crude sodium chloride solution	Purified sodium chloride solution
Test the SO_4^{2-} ion	Phenomenon: Conclusion:	Phenomenon: Conclusion:
Test the Ca^{2+} ion	Phenomenon: Conclusion:	Phenomenon: Conclusion:
Test the Mg^{2+} ion	Phenomenon: Conclusion:	Phenomenon: Conclusion:

【Questions】

1. What impurities are contained in crude sodium chloride? How to remove these impurities?

2. Can you use other acid to remove the CO_3^{2-} in the experiment?

3. How to remove the low content impurities such as K^+, Br^- and I^-?

Experiment 2　Determination of Dissociation Equilibrium Constant of Acetic Acid

【Purposes】

1. To learn the determination method of dissociation equilibrium constant.

2. To learn the method of determining the pH of solution using a pH meter.

【Principles】

Acetic acid is a weak acid. The dissociation equilibrium of acetic acid in aqueous solution is shown as follows:

$$HAc \rightleftharpoons H^+ + Ac^-$$

The acid dissociation constant K_a can be expressed as:

$$K_a = \frac{[H^+][Ac^-]}{[HAc]} \approx \frac{[H^+]^2}{c}$$

Where, $[H^+]$, $[Ac^-]$ and $[HAc]$ indicate the concentrations of H^+, Ac^- and HAc in equilibrium, respectively. c is the initial concentration of HAc which can be determined by titration with NaOH standard solution. $[H^+]$ can be obtained by determining the pH of HAc solution. With all these parameters determined, K_a can be calculated according to the equations listed above.

【Apparatus and Reagents】

Apparatus: pH meter , conical flask (250mL × 2), base burette (25mL), transfer pipette (20mL), measuring pipette (5mL, 10mL), volumetric flask (50mL×3), beaker (50mL×4)

Reagents: 0. 2mol • L^{-1} NaOH standard solution, 0. 2mol • L^{-1} HAc solution, phenolphthalein indicator, KH_2PO_4-Na_2HPO_4 standard buffer solution with pH 6. 86, potassium acid o-phthalate standard buffer solution with pH 4. 00.

【Procedures】

1. Determining the concentration of 0. 2mol • L^{-1} HAc solution (Standardization of accurate concentration of acetic acid)

20. 00mL of 0. 2mol • L^{-1} HAc solution was transferred to a conical flask by transfer pipette, where 2 drops of phenolphthalein indicator were added. The HAc solution was then titrated with 0. 2mol • L^{-1} NaOH standard solution. The end point of titration was determined when the color of the solution turns pink and doesn't disappear within 30 seconds. The experiment was repeated and recorded in triplicate to calculate the average concentration of HAc solution.

2. Preparation of HAc solution with different concentrations

20. 00mL, 5. 00mL and 2. 50mL HAc solution of accurately known concentration were transferred to three 50mL volumetric flasks using transfer pipette or measuring pipette respectively. Distilled water was carefully added to the HAc solutions and mixed thoroughly until the meniscus touch the mark in each volumetric flask. The accurate concentrations of HAc solutions in three flasks were calculated respectively.

3. Measuring the pH of the above-mentioned four solutions

About 25mL of the above-mentioned HAc solutions were transferred into four dry 50mL beakers respectively. The pH values of the HAc solutions (from the most diluted one to the most concentrated one) were determined using a pH meter respectively. The pH value and the temperature were recorded. The dissociation equilibrium constant K_a of each solution was then calculated based on the above-determined parameters.

【Data and Results】

Table 1   **Determination of the concentration of HAc solution**

Date：   Temperature：   ℃

Experiment No.	1	2	3
Indicator			
Change of end point color			
$V(HAc)(mL)$			
$V_{final}(NaOH)(mL)$			
$V_{initial}(NaOH)(mL)$			
$\Delta V(NaOH)(mL)$			
$V_{average}(NaOH)(mL)$			
$c(NaOH)(mol \cdot L^{-1})$			
$c(HAc)(mol \cdot L^{-1})$			

Table 2   Determination of the dissociation equilibrium constant of HAc solution

Date：   Temperature：   ℃

Experiment No.	1	2	3	4
$c_{original}(HAc)(mol \cdot L^{-1})$				
$V_{original}(HAc)(mL)$	2.50	5.00	20.00	50.00
$V_{total}(HAc\ diluted)(mL)$	50.00	50.00	50.00	50.00
$c(HAc\ diluted)(mol \cdot L^{-1})$				
pH				
$[H^+]$				
K_a				
$K_{a\ average}$				

【Questions】

1. Is the dissociation degree the same when the concentration of HAc solution is different at certain temperature?

2. How do the ionization degree and ionization constant change when the temperature of HAc solution changes at the same concentration?

3. The lower the concentration of HAc solution, the greater the dissociation degree, and the higher the concentration of H^+. Is this notion right? Why or why not?

Experiment 3　Acid-Base Titration Analysis

【Purposes】

1. To learn the principle and procedures of acid-base titration.

2. To practice the titration operation and find the end point of the titration.

3. To practice the preparation and standardization of standard acid and base solutions.

【Principles】

Acid-base titration is also known as neutralization titration. It is a titration analysis based on proton transfer. It can be used to determine the concentration of acids or bases, as well as the contents of substances that react with an acid or a base. When an acid or an acidic sample is to be analyzed, the solution of a strong base with known concentration is used to react with it. The content of the acidic compound is calculated based on the amount of the base used. When a base or a basic compound is to be analyzed, the solution of a strong acid with known concentration is used to react with it. The content of the base or basic substance is calculated by the amount of the acid used.

The titration analysis usually involves three steps: preparing the standard solutions, standardizing the concentration of the standard solutions, and determining the content of the samples.

In a typical acid-base analysis, hydrochloric acid or sodium hydroxide solution is used as the standard solution. Anhydrous Na_2CO_3 is used to standardize HCl standard solution when the methyl orange is used as indicator. The HCl standard solution is used to standardize NaOH solution when the phenolphthalein is used as indicator.

The accurate concentration of the standard HCl and NaOH solution can be calculate using the following equation:

$$Na_2CO_3 + 2HCl \Longrightarrow 2NaCl + H_2O + CO_2 \uparrow$$

$$\frac{1}{2}n(\text{HCl}) = n(\text{Na}_2\text{CO}_3)$$

$$c(\text{HCl}) = \frac{2 \times m(\text{Na}_2\text{CO}_3)}{M(\text{Na}_2\text{CO}_3) \cdot V(\text{EDTA})}$$

$$c(\text{NaOH}) = \frac{c(\text{HCl}) \cdot V(\text{HCl})}{V(\text{NaOH})}$$

【Apparatus and Reagents】

Apparatus: analytic balance, acidic burette (25mL), basic burette (25mL), volumetric flask (250mL), volumetric pipette (20mL), conical flask (250mL×3), beaker (50mL, 100mL, 500mL×2), graduated cylinder (10mL, 100mL), weighing bottle, burette holder, rubber suction bulb, washing bottle, glass rod

Reagents: Anhydrous sodium carbonate (A. R.), concentrated hydrochloric acid, sodium hydroxide (A. R.), 0.05% methyl orange indicator, phenolphthalein indicator

【Procedures】

1. Preparation of 300mL 0.1mol $\cdot$ L^{-1} HCl solution

The volume of concentrated HCl utilized to prepare 300mL 0.1 mol $\cdot$ L^{-1} HCl solution must be calculated first. Secondly, the required amount of the concentrated HCl was measured out using 10 mL cylinder, and then poured into a beaker containing about 200mL of distilled water. Thirdly, the measuring cylinder was washed 2—3 times with a small amount of distilled water. Then the washing water containing residue of HCl was added to the original solution. Finally, the solution was diluted to 300mL (untill reach the 300 mL mark).

2. Preparation of 300mL 0.1mol $\cdot$ L^{-1} NaOH solution

Similarly, the mass of NaOH utilized to prepare 300mL 0.1 mol $\cdot$ L^{-1} NaOH solution was calculated first. The required amount of NaOH was weighed out in a small beaker of 50mL using the platform balance, followed by dissolving with approximately 10 mL of fresh distilled water. The solution was then transferred into a beaker of 500mL. Small beaker was washed 2—3 times. Washed water was added to the original solution to ensure fully transfer of all the compound. Finally, the solution was diluted to 300mL.

3. Preparation of standard solution of Na$_2$CO$_3$

1.2—1.4g ($\pm$0.0001g precisely) of pure Na$_2$CO$_3$ was weighed out accurately from weighing bottle using analytic balance and poured into a 100mL beaker. The weighed Na$_2$CO$_3$ was then dissolved with 30mL of distilled water under vigorous stirring (glass rod can be used here). Then the solution was transferred into a 250mL volumetric flask. The beaker was washed several times with a small amount of distilled water and the washings were added into the volumetric flask. Finally, the solution was diluted to 250mL.

4. Standardization of the concentration of HCl solution with Na_2CO_3 standard solution

20mL Na_2CO_3 standard solution was transferred into a 250mL conical flask using a 20mL pipette. The pipette was pre-rinsed three times with a small amount of Na_2CO_3 solution. Two drops of methyl orange indicator was then added to the solution. After the indicator was added, the solution appears as yellow.

This solution was titrated with $0.1mol \cdot L^{-1}$ HCl solution. During the addition of the acid, the flask must be constantly rotated with one hand, while with the other hand controlling the stopcock. The addition was continued until the methyl orange becomes a very faint yellow. Then, the inner walls of the conical flask was washed with a little amount of distilled water to prevent any residual acid attached to the wall from interfering the titration process. Afterwards, the titration was continued but very cautiously by adding the acid dropwise to the solution with vigorous rotating. The end point of titration was reached until the color of the methyl orange becomes orange or a faint pink. Then, the volume of the standard hydrochloric acid solution used in the titration process was recorded for further calculations. The titration process was repeated 2—3 times until the relative error of the analytical results equals to or below 0.2%.

5. Standardization of the sodium hydroxide solution using the standard HCl solution

20mL of HCl standard solution was transferred into a 250mL conical flask using a 20mL pipet. The pipet was pre-rinsed three times with a small amount of HCl standard solution. Two drops of phenolphthalein was then added to the solution as a pH indicator.

This solution was titrated with $0.1mol \cdot L^{-1}$ NaOH solution. During the addition of the NaOH solution, the flask must be constantly rotated with one hand, while with the other hand controlling the stopcock. The addition was continued until the solution became faint pink. The inner wall of the conical flask was washed with a little amount of distilled water. Afterwards, the titration was continued very carefully by adding the base dropwise until the color of the solution became pink and remained stable (not disappeared) in 30 seconds. This indicates the end point of the titration. Then, the volume of the sodium hydroxide solution used in the titration process was recorded for further calculations. The titration process was repeated 2—3 times until the relative error of the analytical results equals to or below 0.2%.

【Data and Results】

1. Use _____ mL concentrated HCl solution to prepare 300mL of 0.1 mol · L^{-1} HCl solution

2. Use mass of solid of NaOH _____ g to prepare 300mL of 0.1 mol · L^{-1} NaOH solution

3. Standardization the concentration of HCl solution

Table 1   Standardization the concentration of HCl solution with Na_2CO_3 standard solution

Date:	Room temperature:		℃
Experiment No.	1	2	3
m(Mass of Na_2CO_3)/g			
Indicator			
Color of solution at end point of titration			
$V(Na_2CO_3)$/mL			
$V_{final}(HCl)$/mL			
$V_{initial}(HCl)$/mL			
$V_{consume}(HCl)$/mL			
$c(HCl)$/mol · L^{-1}			
$c_{average}(HCl)$/mol · L^{-1}			

4. Standardization the concentration of NaOH solution

Table 2   Standardization the concentration of NaOH solution by the standard HCl solution

Date:	Room temperature:		℃
Experiment No.	1	2	3
Indicator			
Color of solution at end point of titration			
$V(HCl)$/mL			
$V_{final}(NaOH)$/mL			
$V_{initial}(NaOH)$/mL			
$V_{consume}(NaOH)$/mL			
$c(NaOH)$/mol · L^{-1}			
$c_{average}(NaOH)$/mol · L^{-1}			

【Questions】

1. Is it necessary to dry the volumetric flask when it is used to prepare Na_2CO_3 solution? Why?

2. Is it necessary that pipettes should be rinsed when they are used to measure solution?

3. Why does not take phenolphthalein as indicator, when Na_2CO_3 is used to standardize HCl solution as a primary standard substance?

Experiment 4   Determination of the content of Borax

【Purposes】

1. To learn the method to determine the content of borax.

2. To practice the titration operation and find the end point of the titration.

【Principles】

Borax (sodium borate $Na_2B_4O_7 \cdot 10H_2O$) ionizes into Na^+ and $B_4O_7^{2-}$ ions when dissolved in water. According to Brönsted definition, $B_4O_7^{2-}$ is a proton acceptor. It is considered as a base since it takes protons from water molecules. Therefore, the quantity of borax can be determined by acid-base titration.

When standard hydrochloric acid solution is used to titrate borax solution, the following reaction takes place:

$$B_4O_7^{2-} + 2H^+ + 5H_2O \Longrightarrow 4H_3BO_3$$

or

$$Na_2B_4O_7 \cdot 10H_2O + 2HCl \Longrightarrow 2NaCl + 4H_3BO_3 + 5H_2O$$

When the reaction reaches the stoichiometric point, equations between $Na_2B_4O_7$ and HCl can be drawn as follows:

$$\frac{1}{2}n(HCl) = n(Na_2B_4O_7 \cdot 10H_2O)$$

$$\omega(Na_2B_4O_7 \cdot 10H_2O) = \frac{c(HCl) \times V(HCl) \times M(Na_2B_4O_7 \cdot 10H_2O)}{m_{sample} \times 2 \times 1000} \times 100\%$$

Where, $\omega(Na_2B_4O_7 \cdot 10H_2O)$ is the mass fraction of borax; $c(HCl)$ is the molarity $(mol \cdot L^{-1})$ of the standard HCl solution consumed in the titration; $V(HCl)$ is the volume of the standard HCl solution consumed (mL); m_{sample} is the mass of the borax used in each titration (g); $M(Na_2B_4O_7 \cdot 10H_2O)$ is the molar mass of the borax (301. 37).

When standard HCl solution is used to titrate borax solution and methyl red is chosen as an indicator, the endpoint pH of the titrated solution is 5. 1.

【Apparatus and Reagents】

Apparatus: analytic balance, acidic burette (50mL), volumetric pipet (20mL), conical flask(250mL×2), volumetric flask (250mL, 100mL), beaker (100mL), burette holder, weighing bottle, washing bottle

Reagents: borax sample ($Na_2B_4O_7 \cdot 10H_2O$), standard HCl solution, 0. 1% methyl red indicator

【Procedures】

1. Preparation of 100mL borax solution

2. 0g of borax ($Na_2B_4O_7 \cdot 10H_2O$) (±0. 0001g precisely) was weighed out using the analytical balance. The powder was then put into a 100mL beaker and mixed with 40mL distilled water. The mixture was heated while stirring with a glass rod until all borax has been dissolved completely. The solution was allowed cooled and transferred into a 100mL volumetric flask. The beaker was washed several times with a small amount of distilled water and the washings were added to the original solution. The solution was diluted to the marked volume.

2. Determination of the borax content

20. 00 mL the above borax solution was transferred into 250mL conical flask by volumetric pipet. The pipet was pre-rinsed three times with a small amount of borax solution. Two drops of the 0. 1% methyl red indicator was added and the solution became yellow.

The solution was titrated with the standard hydrochloric acid solution until the color of the solution turned pink, suggesting the endpoint of the titration. Record the volume of the standard hydrochloric acid solution used in the titration. Repeat the titration process 2—3 times until the relative error of the analytical results is 0. 2% or lower.

Calculate the content of the borax using the above equation.

【Data and Results】

Table 1　　　　　**Determination of Quantity of Borax Contained**

Date：		Room temperature：		℃
Experiment No.		1	2	3
m(Mass of $Na_2B_4O_7 \cdot 10H_2O$)(g)				
Indicator				
Color of solution at endpoint of titration				
$V(Na_2B_4O_7)$(mL)				
V_{final}(HCl)(mL)				
$V_{inatial}$(HCl)(mL)				
$V_{consume}$(HCl)(mL)				
$\omega(Na_2B_4O_7 \cdot 10H_2O)$				
Average of $\omega(Na_2B_4O_7 \cdot 10H_2O)$				

【Questions】

1. When borax was titrated with standard HCl solution，which indicator do you think is better，methyl red or methyl orange? Why?

2. When borax was titrated with standard HCl solution，the result of determination is bigger than 100% sometime. Why?

Experiment 5　　Preparation and Properties of Buffers

【Purposes】

1. To grasp the properties of buffer solutions and effect factors of buffer capacity.

2. To learn the preparation of buffer solution.

3. To practice the method of determination of the pH-meter.

【Principles】

Buffer solution is defined as a solution that resists a change in pH when a small amount of acid or base is added to it or when the solution is diluted. The buffer solution consists of a weak acid (HB) and its conjugate base (B^-). The pH value of the buffer solution can be calculated by the following equation:

$$pH = pK_a + \lg \frac{[B^-]}{[HB]}$$

K_a is the acid ionization constant.

From the equation above we can see that the pH value of the buffer solution depends upon the value of the ionization constant of conjugate acid and the concentration ratio of the conjugate acid to its conjugate base at equilibrium.

When the buffer solution is prepared by mixing equal concentrations of weak acid and its conjugate base, the equation can be expressed as:

$$pH = pK_a + \lg \frac{V(B^-)}{V(HB)}$$

Buffer capacity is a quantitative measure of the ability of the buffer solution to resist changes in pH, it depends on solution concentrations and the ratio of $[B^-]/[HB]$.

The pH value of a sample solution can be measured by pH-meter. The pH meter is ordinarily used when an accurate determination of pH is needed.

【Apparatus and Reagents】

Apparatus: pH meter, measuring pipet(5 mL,10 mL), beaker(100 mL×2, 50 mL×4), test tube(20 mL×5), rubber suction bulb, acidic buret (50 mL), basic buret (50 mL).

Reagents: NaAc ($0.1mol \cdot L^{-1}$) solution, HAc ($0.1mol \cdot L^{-1}$) solution, NaAc ($1mol \cdot L^{-1}$) solution, HAc ($1mol \cdot L^{-1}$) solution, NaOH ($0.1mol \cdot L^{-1}$) solution, NaOH ($2mol \cdot L^{-1}$) solution, HCl ($0.1mol \cdot L^{-1}$) solution, bromthymol blue, universal pH test paper , methyl orange, standard buffer solution with a pH of 4.00 potassium acid phthalate and pH 6.86 KH_2PO_4-Na_2HPO_4

【Procedures】

1. Preparation of a buffer solution

Calculate the volumes of $0.1 mol \cdot L^{-1} HAc$ solution and $0.1 mol \cdot L^{-1} NaAc$ solution ($pK_a = 4.75$) required for preparing 30 mL of $0.1 mol \cdot L^{-1}$ buffer solution with pH 4.

According to the results of calculation, the HAc solution and NaAc solution were added into a 50 mL beaker using the buret, and mixed well.

2. Properties of buffer solutions

Measure out the solutions according to Table 1, determining the pH using the universal pH test paper and observe the change of the solution in pH before or after adding acid, base and distilled water, account for the reasons.

Table 1　　　　　　　　**Properties of buffer solutions**

Date:　　　　　　　　Tempreture:

Experiment No.	1	2	3	4	5	6
Buffer solution prepared(mL)	5	5	5			
HCl solution with pH 4(mL)				5	5	5
the pH of the solution						
$0.1 mol \cdot L^{-1}$ HCl(drop)	4			4		
$0.1 mol \cdot L^{-1}$ NaOH(drop)		4			4	
H_2O(mL)			5			5
the pH of the solution						
Explanation						

3. Buffer capacity

(1) The relationship between buffer capacity and the total concentration of the buffer solution

According to Table 2, for each of No. 1—2, transfer $0.1 mol \cdot L^{-1}$ HAc and NaAc solution or $1 mol \cdot L^{-1}$ HAc and NaAc solution into a 20mL test tube, add 2 drop of methyl red indicator respectively. Mix the solutions thoroughly, observe the color of each tube. $2 mol \cdot L^{-1}$ NaOH solution was added drop by drop respectively until the color of the solutions just change. Record the drops of the NaOH solution used. Account for the reason.

Table 2　The relationship between buffer capacity and the total concentrations

Experiment No.	1	2
0.1mol $\cdot$ L^{-1} HAc(mL)	5.00	
0.1mol $\cdot$ L^{-1} NaAc(mL)	5.00	
1mol $\cdot$ L^{-1} HAc(mL)		5.00
1mol $\cdot$ L^{-1} NaAc(mL)		5.00
Methyl red(drop)	2	2
Color of solution		
2mol $\cdot$ L^{-1} NaOH(drop)		
Explanation and conclusion		

(2) The relationship between buffer capacity and the buffer ratio $\dfrac{[B^-]}{[HB]}$

According to Table 3, for each of No. 1—2, the HAc solution and NaAc solution were added into a 50 mL beaker using the bureat, and mixed well, and the pH of the solutions were measured using the pH meter respectively. 2.00mL of 0.1mol $\cdot$ L^{-1} NaOH was added and the pH of the solutions were measured using the pH meter respectively again. Record the pH of the two buffer solution before and after adding the NaOH solution.

Table 3　The relationship between buffer capacity and the buffer ratio $\dfrac{[B^-]}{[HB]}$

Experiment No.	1	2
0.1mol $\cdot$ L^{-1} HAc(mL)	15.00	5.00
0.1mol $\cdot$ L^{-1} NaAc(mL)	15.00	25.00
pH of the solution		
0.1mol $\cdot$ L^{-1} NaOH(mL)	2	2
pH of the solution		
ΔpH		
Explanation and conclusion		

【Questions】

1. When the buffer capacity of a solution has the biggest value?

2. Why does the buffer solution have the ability to resist the addition of acid, base or water?

Experiment 6　Determination of the Rate of Chemical Reaction and Activation Energy

【Purposes】

1. To master the effects of the concentration, temperature, and catalyst on the rate of chemical reaction.

2. To determinate the rate of chemical reaction that $(NH_4)_2S_2O_8$ oxidize KI, and to calculate the reaction order, reaction rate constant and activation energy of the reaction.

3. To practice the using methods of electromagnetic stirrer and thermostatic water bath.

【Principles】

The redox reaction takes place in a mixing process of the solution of $(NH_4)_2S_2O_8$ and KI as follows:

$$(NH_4)_2S_2O_8 + 3KI \Longrightarrow (NH_4)_2SO_4 + K_2SO_4 + KI_3$$

or

$$S_2O_8^{2-} + 3I^- \Longrightarrow 2SO_4^{2-} + I_3^- \ (I_2\text{-}I^-) \tag{1}$$

In a certain temperature, the average rate of this reaction is:

$$v = -\frac{\Delta[S_2O_8^{2-}]}{\Delta t} = k[S_2O_8^{2-}]^m[I^-]^n$$

In order to determinate v, we firstly determinated the change in the concentration of $S_2O_8^{2-}$ (that is $\Delta[S_2O_8^{2-}]$) in a time interval Δt. A starch solution was used as an indicator. A certain volume of starch was pre-added to $Na_2S_2O_3$ solution with accurately known concentration. Then I_2 released from the reaction (1) was immediately reacted with $Na_2S_2O_3$ to form the colorless $S_4O_6^{2-}$ and I^- ions:

$$I_2 + 2S_2O_3^{2-} \Longrightarrow S_4O_6^{2-} + 2I^- \tag{2}$$

The rate of reaction (2) is much faster than the rate of reaction (1). As the $Na_2S_2O_3$ was consumed completely, the I_2 released from the reaction (1) was immediately reacted with the starch to turn the color of the solution into blue. Compared reaction (1) with (2), 1mol $S_2O_8^{2-}$ must consumed 2mol $S_2O_3^{2-}$.

$$-\Delta[S_2O_8^{2-}] = -\frac{\Delta[S_2O_3^{2-}]}{2} = \frac{c(S_2O_3^{2-})}{2}$$

The initial concentration of $Na_2S_2O_3$ is $\Delta[S_2O_3^{2-}]$ because the $Na_2S_2O_3$ was consumed completely during the Δt. In the experiment, we record the time interval Δt from the beginning of the reaction to the moment the color of the solution turns into blue.

The rate of the reaction can be calculated from

$$v = -\frac{\Delta[S_2O_8^{2-}]}{\Delta t} = \frac{c(S_2O_3^{2-})}{2\Delta t}.$$

Take logarithm to both side of $v = k[S_2O_8^{2-}]^m[I^-]^n$, we have

$$\lg v = \lg k + m\lg[S_2O_8^{2-}] + n\lg[I^-]$$

When $[I^-]$ is kept constant, the plot of $\lg v$ versus $\lg[S_2O_8^{2-}]$ is a straight line. The slope of the line m is the reaction order of $[S_2O_8^{2-}]$. Similarly when $[S_2O_8^{2-}]$ is kept constant, the plot of $\lg v$ versus $\lg[I^-]$ is also a straight line and its slope n is the reaction order of $[I^-]$. The total reaction order $(m + n)$ can be calculated from m and n. When we know m and n, the constant k of the reaction rate at a given temperature can be determined from reaction rate equation $v = k[S_2O_8^{2-}]^m[I^-]^n$.

When the concentrations of all species in a reaction are kept constant, the effect of temperature on reaction rate constant can be determined. From Arrhenius equation

$$\lg k = A - \frac{E_a}{2.303RT}$$

$$\lg\left(\frac{k_2}{k_1}\right) = \frac{E_a(T_2 - T_1)}{2.303RT_2T_1}$$

The effect of temperature on rate of reaction can be quantitatively determined. Based on $\lg k = A - \frac{E_a}{2.303RT}$, we can find values of k under different temperatures. Plot $\lg k$ versus $\frac{1}{T}$ yields a straight line. The activation energy of the reaction can be determined from the slope $\left(-\frac{E_a}{2.303R}\right)$ of the line. In the equation, A is a constant unique to the reaction, R is the gas constant, T is the absolute temperature, and E_a is the activation energy of the reaction.

【Apparatus and Reagents】

Apparatus: beater(50mL×5), cylinder(10mL), measuring pipet (10mL×

5), thermometer, electromagnetic stirrer, thermostatic water bath, stopwatch

Reagents: $0.2mol \cdot L^{-1}$ $(NH_4)_2S_2O_8$ solution, $0.2mol \cdot L^{-1}$ KI solution, $0.01mol \cdot L^{-1}$ $Na_2S_2O_3$ solution, $0.2mol \cdot L^{-1}$ KNO_3 solution, $0.02mol \cdot L^{-1}$ $Cu(NO_3)_2$ solution, $0.2mol \cdot L^{-1}$ $(NH_4)_2SO_4$ solution, 0.2% starch solution

【Procedures】

1. The effects of concentration on the rate of the reaction

Firstly, 10.00mL of $0.2mol \cdot L^{-1}$ KI solution, 2.00mL of 0.2% starch solution, 4.00mL of $0.01mol \cdot L^{-1}$ $Na_2S_2O_3$ solution were measured out (according to the experiment No. 1 of Table 1) and added into a 50mL beaker with different measuring pipet respectively, and stirred on the electromagnetic stirrer. Then, 10.00mL $(NH_4)_2S_2O_8$ was measured out by a 10mL cylinder, and poured into the stirring beaker, when the stopwatch was started. The solution was allowed to react continuously until the color of the solution turned into blue. Rapidly stop the stopwatch and record the Δt.

According to Table 1, finish the experiment No. 2, No. 3, No. 4, No. 5 in the same way as the experiment No. 1 at room temperature.

Table 1 The effect of concentration and temperature on the rate of the reaction

	Experiment No.	1	2	3	4	5	6	7
	KI	10	5	2.5	10	10	5	5
	starch solution	2	2	2	2	2	2	2
Reagent volume/mL	$Na_2S_2O_3$	4	4	4	2	1	4	4
	KNO_3	0	5	7.5	0	0	5	5
	$(NH_4)_2SO_4$	0	0	0	7	10.5	0	0
	$(NH_4)_2S_2O_8$	10	10	10	5	2.5	10	10
Initial concentration	$[KI](10^{-2}mol \cdot L^{-1})$	7.7	3.9	1.95	7.7	7.7	3.9	3.9
	$[(NH_4)_2S_2O_8](10^{-2}mol \cdot L^{-1})$	7.7	7.7	7.7	3.9	1.95	7.7	7.7
	$[Na_2S_2O_3](10^{-3}mol \cdot L^{-1})$	1.54	1.54	1.54	0.77	0.39	1.54	1.54
Reaction temperature(℃)								
Reaction time(s)								
Reaction rate $v(mol \cdot L^{-1} \cdot s^{-1})$								

2. The effects of temperature on the rate of reaction

Finish the experiment No. 6 in the table 1 in the same way as the experiment No. 1 except the temperature is 10℃ lower. And then finish the experiment No. 7

in Table 1 in the same way as the experiment No. 1 except the temperature is 10℃ higher. Record the Δt and the temperature.

3. The effect of the catalyst on the rate of the reaction

Cu^{2+} ions can catalyze the reaction (1) mentioned above. The rate of the reaction (1) can increase rapidly with the addition of trace Cu^{2+} ions. The experiment is finished in the same way as the experiment No. 2 in the table 2 except that 2 drops of $0.02 mol \cdot L^{-1}$ $Cu(NO_3)_2$ solution was added as catalyst before adding $(NH_4)_2S_2O_8$ to the mixture solution. Record the Δt.

According to the results of the experiments, please discuss the effects of concentration, temperature and catalyst on the rate of the reaction respectively.

【Data and Results】

1. The calculating of the reaction order and reaction rate constant

According to the equation: $\lg v = \lg k + m\lg[S_2O_8^{2-}] + n\lg[I^-]$, When $[I^-]$ is kept constant, the plot of $\lg v$ versus $\lg[S_2O_8^{2-}]$ is a straight line. The slope of the line m is the reaction order of $[S_2O_8^{2-}]$. Similarly when $[S_2O_8^{2-}]$ is kept constant, the plot of $\lg v$ versus $\lg[I^-]$ is also a straight line and its slope n is the reaction order of $[I^-]$. The total reaction order $(m + n)$ can be calculated from m and n. When m and n are known, the constant k of the reaction rate at a given temperature can be determined from reaction rate equation $v = k[S_2O_8^{2-}]^m[I^-]^n$.

Table 2   **The reaction order and reaction rate constant**

Experiment No.	1	2	3	1	4	5
$\lg v$						
$\lg[S_2O_8^{2-}]$						
$\lg[I^-]$						
m						
n						
k						

2. The calculating of the activation energy of the reaction

According to the data of Table 1 and equations of $\lg k = A - \dfrac{E_a}{2.303RT}$ and $\lg\left(\dfrac{k_2}{k_1}\right) = \dfrac{E_a(T_2 - T_1)}{2.303RT_2T_1}$, we can get the reaction rate v and reaction constant k under different temperatures and the activation energy of the reaction E_a through plotting diagram of $\lg k$ versus $\dfrac{1}{T}$.

Table 3		The activation energy of the reaction		
Experiment No.		6	2	7
k				
$\lg k$				
$\dfrac{1}{T}$				
E_a				

【Questions】

1. What factors affect the rate of the chemical reaction? Please explain the general effect of increasing concentration of reactants and increasing temperature on reaction rate.

2. Why do we add the KNO_3 and $(NH_4)_2SO_4$ in this experiment?

3. Does the reaction stop while the color of solution turns blue? Why?

Experiment 7　Properties of the Coordination Compounds

【Purposes】

1. To observe the formation of coordination compounds and the difference between complex ions and simple ions.

2. To compare the stabilities of complex ions.

3. To know the relationship between the coordination equilibrium and the precipitation reaction, oxidation-reduction reaction and the acidities of solutions.

【Principles】

Ions in which a metal ion is surrounded by a group of anions or molecules are known as complex ions, or merely complexes. Compounds containing them are called complex compounds, or coordination compounds.

The polydentate ligands have two or more donor atoms situated so that they can simultaneously coordinate to a metal ion, which can form coordination compounds containing rings. These coordination compounds are called chelates. The chelates are more stable than related monodentate ligands. This effect is called the chelating effect.

The stability of complex ion depends on the metal ion and the ligand. We can judge the stability of coordination ions by the stability constant K_s. For the same type complex ions, the larger the K_s is, the more stable the complex ion is.

In aqueous solution, there is an equilibrium between the formation and the dissociation of a complex ion, though the complex ion is very stable. The equilibrium is known as coordination equilibrium which would shift same as the other equilibrium when the influence factors change.

【Apparatus and Reagents】

$0.1mol \cdot L^{-1} CuSO_4$ solution, $0.1mol \cdot L^{-1} NiSO_4$ solution, $0.1mol \cdot L^{-1}$ KSCN solution, $0.1mol \cdot L^{-1}$ NaOH solution, $0.1mol \cdot L^{-1}$ $AgNO_3$ solution, $0.1mol \cdot L^{-1}$ KI solution, $0.1mol \cdot L^{-1}$ NaCl solution, $0.1mol \cdot L^{-1}$ NaF solution, $0.1mol \cdot L^{-1} Pb(NO_3)_2$ solution, $0.1mol \cdot L^{-1} FeCl_3$ solution, $0.1mol \cdot L^{-1}$ $NH_3 \cdot H_2O$ solution, $0.1mol \cdot L^{-1}$ EDTA solution, $0.5mol \cdot L^{-1} K_2CrO_4$ solution, $1.0mol \cdot L^{-1} Na_2S_2O_3$ solution, $2mol \cdot L^{-1} NH_3 \cdot H_2O$ solution, $6mol \cdot L^{-1} NH_3 \cdot H_2O$ solution, $0.1mol \cdot L^{-1} K_3[Fe(CN)_6]$ solution, $2mol \cdot L^{-1} H_2SO_4$ solution, CCl_4 solution, saturated salicylic acid solution, test tube.

【Procedures】

1. The generation of coordination compounds

(1) 1mL of $0.1mol \cdot L^{-1} CuSO_4$ solution was taken into a test tube, $2mol \cdot L^{-1} NH_3 \cdot H_2O$ solution was added dropwise to the test tube. Blue precipitate was observed in the beginning, and then the precipitate disappeared when $NH_3 \cdot H_2O$ was added. Observe the phenomenon and explain the reason. Write out the reaction equation. Reserve the solution to use later.

(2) 3 drops of $0.1mol \cdot L^{-1} FeCl_3$ solution were taken into a test tube. And then 5 drops of saturated salicylic acid solution were added to the test tube. Observe the generation of chelate and record its color.

2. The difference between the complex ions and the simple ions

(1) 5 drops of $0.1mol \cdot L^{-1} FeCl_3$ solution and $0.1mol \cdot L^{-1} K_3[Fe(CN)_6]$ solution were added into two different tubes respectively. Then 2 drops of $0.1mol \cdot L^{-1}$ KSCN solution were added respectively. Observe the phenomenon and explain.

(2) 1mL $0.1mol \cdot L^{-1} NiSO_4$ solution was added into two tubes respectively,

then $6mol \cdot L^{-1}$ $NH_3 \cdot H_2O$ solution were added dropwise into the first tube. Blue precipitate was observed in the beginning, and then the precipitate disappeared with the adding of $NH_3 \cdot H_2O$ solution. Then 3 drops of $0.1mol \cdot L^{-1}$ NaOH solution were added into two test tubes respectively. Observe the phenomenon and explain.

3. Comparing the stabilities of complex ions

2 drops of $0.1mol \cdot L^{-1}$ $AgNO_3$ solution were added into two test tubes. Then 10 drops of $0.1mol \cdot L^{-1}$ $NH_3 \cdot H_2O$ solution were added in one tube, 10 drops of $1mol \cdot L^{-1}$ $Na_2S_2O_3$ solution were added to the other tube. The test tubes were fully shaken, then another 2 drops of $0.1mol \cdot L^{-1}$ KI solution were added into two test tubes respectively. Observe the phenomenon and explain.

4. The shifting of coordination equilibrium

(1) 10 drops of $0.1mol \cdot L^{-1}$ $AgNO_3$ solution were added into one tube, then $0.1mol \cdot L^{-1}$ NaCl solution were added dropwise. White precipitate was observed, the precipitate disappeared with the adding of $2mol \cdot L^{-1}$ $NH_3 \cdot H_2O$ solution. The solution was divided into two parts into two test tubes respectively. 2 drops of $0.1mol \cdot L^{-1}$ NaCl solution were added into one tube while 2 drops of $0.1mol \cdot L^{-1}$ KI solution were added into the other tube. Observe the phenomenon and explain. Write out the reaction equation.

(2) 2 drops of $0.1mol \cdot L^{-1}$ $FeCl_3$ solution were added into two test tubes respectively. 3 drops of $0.1mol \cdot L^{-1}$ KI solution were added into one tube, then $1mL$ CCl_4 was added. The tube was shaken well. Observe the color of the layer of CCl_4. $0.1mol \cdot L^{-1}$ NaF solution was added into the other tube until the color of solution disappeared, then 3 drops of $0.1mol \cdot L^{-1}$ KI solution, CCl_4 $1mL$ were added. After shaking well, observe the color of layer of CCl_4. Record the phenomenon and explain. Write out the reaction equation.

(3) The solution was reserved in the first step was added into two test tubes, added $2mol \cdot L^{-1}$ H_2SO_4 solution drop by drop into one tube, shaken well. Observe the phenomenon. Then continue adding of H_2SO_4. Observe the phenomenon and explain.

5. Shielding effect of ligands

2 drops of $0.1mol \cdot L^{-1}$ $Pb(NO_3)_2$ solution were added into two test tubes respectively, then 6 drops of $0.1mol \cdot L^{-1}$ EDTA solution were added into one test tube, while 6 drops of distilled water were added into the other test tube. Then 2 drops of $0.5mol \cdot L^{-1}$ K_2CrO_4 solution were added into the two test tubes respectively. Observe the phenomenon and explain. Write out the reaction equation.

【Questions】

1. What factors will influence the stability of coordination compounds? How to judge the relative stability of various coordination compounds?

2. Explain why (a) oxalic acid removes rust stains; (b) NH_3 can be a ligand but NH_4^+ is not.

Experiment 8　Determination of Overall Hardness of Water

【Purposes】

1. To know the basic principle of complexometric titration.

2. To grasp the condition and the operation method to determine the overall hardness of water.

【Principles】

The hardness of water usually indicates the total concentration of calcium and magnesium in the water, which expresses as $c(Ca^{2+})(mmol \cdot L^{-1})$.

Water hardness is ordinarily determined using the complexometric titration method. The soluble disodium salt of EDTA (Ethylenediaminetetraacetic acid) ($Na_2H_2Y \cdot 2H_2O$) is widely employed as the titration agent. It forms strong $1:1$ complexes with most metal ions.

In the complexometric titration, the sample must been buffered to a pH of 10, and Eriochrome black T as the indicator.

We can write the reaction as follows:

Before EDTA was added	$Mg^{2+} + HIn^{2-}$	$\rightleftharpoons$	$MgIn^- + H^+$	
	(blue)		(red)	
Among titration	$Ca^{2+} + HY^{3-}$	$\rightleftharpoons$	$CaY^{2-} + H^+$	
	$Mg^{2+} + HY^{3-}$	$\rightleftharpoons$	$MgY^{2-} + H^+$	
End point	$MgIn^- + HY^{3-}$	$\rightleftharpoons$	$MgY^{2-} + HIn^{2-}$	
	(red)　(colorless)		(colorless)　(blue)	

Total hardness: $c(\mathrm{Ca}^{2+}) + c(\mathrm{Mg}^{2+}) = \dfrac{c(\mathrm{EDTA}) \cdot V(\mathrm{EDTA})}{V(\text{water sample})} \times 1000$ (mmol $\cdot \mathrm{L}^{-1}$)

In order to reduce the systemic errors, the $\mathrm{MgCO_3}$ is used as a primary standard substance for the standardization of EDTA in this experiment.

$$c(\mathrm{EDTA}) = \frac{m(\mathrm{MgCO_3})}{M(\mathrm{MgCO_3}) \cdot V(\mathrm{EDTA})} \times 1000$$

【Apparatus and Reagents】

Apparatus: Analytical balance, platform balance, basic buret, conical flask (250mL×2), transfer pipet(20mL), volumetric flask(250mL), beaker(100mL), reagent bottle (500mL)

Reagent: $\mathrm{Na_2H_2Y \cdot 2H_2O}$(s, A. R.), 3mol $\cdot$ L^{-1} HCl solution, $\mathrm{MgCO_3}$(s, primary standand substance), 0.5% Eriochrome black T solution, pH 10 of $\mathrm{NH_3}$-$\mathrm{NH_4Cl}$ buffer solution.

【Procedures】

1. Preparation of a 0.01mol $\cdot$ L^{-1} EDTA solution

About 1.5g of $\mathrm{Na_2H_2Y \cdot 2H_2O}$ was weighed out using the platform balance. The powder was put into a clean 500 mL beaker, dissolved with distilled water, and then transferred to the reagent bottle and diluted to about 400 mL.

2. Standardization of disodium EDTA standard solution

Prepare a standard $\mathrm{MgCO_3}$ solution as follows: about 0.21g (0.20—0.22 g) of primary standard $\mathrm{MgCO_3}$, which has previously been dried at 110℃, was weighed out precisely into a small clean beaker. Five drops of water were added to moisten the solid. And then, 3 mL 3mol $\cdot$ L^{-1} HCl solution was added dropwise to the mixture. After the solid was dissolved, the solution was transferred quantitatively into a 250 mL volumetric flask and diluted to the mark. The solution was then thoroughly mixed.

20.00mL $\mathrm{MgCO_3}$ standard solution was transferred into a 250 mL conical flask with the pipet. Four drops of 9 mol $\cdot$ L^{-1} $\mathrm{NH_3 \cdot H_2O}$ solution were added to make the pH equal to 10. And then 10 mL of $\mathrm{NH_3}$-$\mathrm{NH_4Cl}$ buffer solution with pH 10 and a little amount of Eriochrome black T indicator were added. The solution was titrated with EDTA standard solution until the color changed from wine-red to pure blue. Repeat the titration twice and calculate the concentration of EDTA solution.

3. Determination of water hardness

50.00 mL of water sample was transferred into a 250mL conical flask using pipet. Four drops of $9mol \cdot L^{-1}$ $NH_3 \cdot H_2O$ solution were added to make the pH equal to 10. And then 10 mL of NH_3-NH_4Cl buffer solution with pH 10 and a little amount of Eriochrome black T indicator were added. The solution was titrated with EDTA standard solution until the color changed from wine-red to pure blue. Repeat the titration twice and calculate the total hardness of the water sample.

【Data and Results】

Table 1   **Standardization of sodium EDTA solution**

Date: Temperature: ℃ Humidity:			
Experiment No.	1	2	3
m(Mass of $MgCO_3$)(g)			
$V(MgCO_3)$(mL)			
$V_{initial}$(EDTA)(mL)			
V_{final}(EDTA)(mL)			
$V_{consume}$(EDTA)(mL)			
c(EDTA)(mol $\cdot$ L^{-1})			
$c_{average}$(EDTA) (mol $\cdot$ L^{-1})			

Table 2   **Determination of hardness of water sample**

Experiment No.	1	2	3
V(water sample)(mL)	50.00	50.00	50.00
$V_{initial}$(EDTA)(mL)			
V_{final}(EDTA)(mL)			
$V_{consume}$(EDTA)(mL)			
c(Total hardness)(mmol $\cdot$ L^{-1})			
$c_{average}$(Total hardness)(mmol $\cdot$ L^{-1})			

【Questions】

1. Why the pH = 10 buffer solution was used when doing the total water

hardness titration experiments?

2. EDTA or other chelating agents can be found in many products such as shampoos, soaps, cleaning products, plant foods, salad dressings, canned foods. Choose one product and suggest the function of EDTA in that product.

Experiment 9   Preparation and Properties of Colloidal Systems

【Purposes】

1. To practice the preparation methods of colloid.
2. To learn the properties of colloidal system.
3. To observe the protective action of macromolecular solution to colloid.

【Principles】

1. Preparation of the colloid

The colloid is a dispersion system of matter. When the particles of 1—100nm of matter disperses in the another medium, it will become a dispersed system of colloid. The dispersed system of colloid mainly includes two types: a sol and a macromolecular solution. To prepare the colloid, there are a condensation method and a dispersion method. Matter can be put into the colloidal state by means of dispersion methods, in which large pieces of the substance are broken up into particles of colloidal size, and condensation methods, in which molecules or ions or atoms are made to cluster together to form particles of the desired size. The preparation of colloid is preceded usually with some chemical reaction or the physical condensation.

Preparation $Fe(OH)_3$ sol by hydrolyzation of $FeCl_3$: A dark red colloidal suspension of iron (Ⅲ) hydroxide may be prepared by mixing a concentrated solution of iron (Ⅲ) chloride with hot water.

$$Fe(OH)_3 + 3H_2O \xrightarrow{\text{boiling}} Fe(OH_3) + 3HCl$$
$$Fe(OH)_3 + HCl =\!=\!= FeOCl + 2H_2O$$
$$FeOCl =\!=\!= FeO^+ + Cl^-$$

The colloidal $Fe(OH)_3$ selectively adsorbs FeO^+ ions, it becomes a positively charged colloid.

A colloidal suspension of antimony (Ⅲ) sulfide is produced by the reaction of hydrogen sulfide with antimony potassium tartrate dissolved in water.

$$2(SbO)K(C_4H_4O_6)+3H_2S \Longequal Sb_2S_3+2KHC_4H_4O_6+2H_2O$$
$$H_2S(excess) \Longleftrightarrow H^++HS^-$$

The colloidal Sb_2S_3 selectively adsorbs HS^- ions, and it becomes a negatively charged sol.

An insoluble sulfur sol is prepared with the change solvent method: The solubility is different in the ethanol from in the water. So the sulfur atoms gather each other to form a sulfur sol when the sulfur saturated solution of ethanol was added into the water.

2. Optical and electrical properties of the colloid

When a strong beam of light is passed through a colloid, the beam becomes visible because the colloidal particles reflect and scatter the light. This phenomenon is called the Tyndall effect. But when a strong beam of light passes through a solution, no Tyndall effect is observed because the solution particles are too small to scatter the light. Thus, the Tyndall effect is one property that distinguishes colloidal dispersions from solutions.

One of the most important properties of dispersed colloidal particles is that they are usually electrically charged. The charge of a colloid may be determined by placing it in a U-tube containing two electrodes. When a current passes through the U-tube, each electrode will attract particles of opposite charge. A negative colloid will begin to accumulate around the positive electrode and a positive colloid around the negative electrode. The movement of electrically charged suspended particles toward an oppositely charged electrode is called electrophoresis. If an iron (Ⅲ) hydroxide sol is placed in an electrolytic cell, the dispersed particles move to the negative electrode. This is good evidence that the iron (Ⅲ) hydroxide particles are positively charged. Most hydroxides of metals have positive charges, while most sulfides of metals form negatively charged colloidal dispersions, which move to the positive electrode.

3. Purifying of the colloid

Because the presence of excess ions gradually brings about the coagulation of colloids, the removal of some ions is necessary if the dispersion is to be kept for any length of time. Water, ions, and small molecule can flowthrough a semipermeable membrane, while the colloidal particles cannot, which can be used to separate and purify the colloid. The membrane is called a dialyzing membrane. This process is called dialysis.

4. Coagulating of the colloid

It is often desirable during chemical operations to coagulate colloidal dispersions. The charges absorbed by colloidal particles are the major factor of stabilization of colloids. The colloid will coagulate when the stabilization factor is destroyed. There are several methods of bringing about the coagulation of colloidal dispersions. Perhaps the most effective way of coagulating colloidal dispersions of the sol and emulsion type is by adding an electrolyte. This introduces a very large number of ions that remove the adsorbed ions, so that the colloidal particles no longer repel one another but coalesce rapidly into larger particles.

The iron (Ⅲ) hydroxide particles are positively charged, so the greater of the negative charge, the more effective is the coagulation. On the other hand, colloidal Sb_2S_3, because the absorbed ions are negative ions, the most effective coagulating electrolytes are those which have positive ions of high charge. So, aluminum chloride ($AlCl_3$) is more effective than an equivalent quantity of sodium chloride (NaCl) in coagulating Sb_2S_3 sols.

The mixing of two colloidal dispersions whose particles are oppositely charged causes both to coagulate. In many cases, heating is also a method of bringing about the coagulation of colloidal dispersions.

5. The protective action of macromolecular solution to sol

When a macromolecular solution is placed in a sol, the macromolecular compounds can prevent the colloidal particles from coagulating. The macromolecular solution, acting as a stabilizing agent for particles of a colloid, is called a protective colloid, because colloidal particles are coated with these macromolecular compounds.

【Apparatus and Reagents】

Apparatus: U-shaped tube (a device for electrophoresis), an instrument for Tyndall effect, a magnetic stirrer, an alcohol lamp, beaker (100mL×5), graduated cylinder (10mL×4, 20mL×3), test tube, a watch glass, medicine dropper, pH indicator papers, triangle and glass rod.

Reagents: 3% of ferric hydroxide solution, 0.4% of antimony potassium tartrate solution, saturated hydrogen sulfide, a saturated solution of sulfide in ethanol, saturated NaCl solution, 0.01mol • L^{-1} NaCl solution, 0.01mol • L^{-1} $CaCl_2$ solution, 0.01mol • L^{-1} $AlCl_3$ solution, 0.1mol • L^{-1} NH_3 • H_2O solution, 0.05mol • L^{-1} I_2 solution, 0.1mol • L^{-1} KSCN solution, 0.05mol • L^{-1} $AgNO_3$ solution, 3% of gelatin, 2% of $CuSO_4$ solution, celloidin and starch solution.

【Procedures】

1. Preparation of colloid

(1) Preparation of the iron（Ⅲ）hydroxide sol：About 30mL distilled water in a small beaker was boiled, added 3mL of 3％ ferric chloride solution drop by drop, then the boiling was continued for 2—3min. Colloidal ferric hydroxide forms. Retain this colloid.

(2) Preparation of the antimony（Ⅲ）sulfide sol：About 20mL of 0.4％ antimony potassium tartrate solution was measured out into a small beaker. About 10mL of saturated H_2S solution was added drop by drop with stirring until the solution changes orange. Insoluble antimony（Ⅲ）sulfide in the colloidal state is thus produced. Retain this colloid.

(3) Preparation of the sulfur sol by change solvent：About 20 mL distilled water was added into a small beaker, then added 2—3mL sulfur saturated solution of ethanol with stirring. Observe this prepared mixture immediately and insoluble sulfur sol is thus prepared. Retain this colloid.

2. Properties of colloidal systems

(1) Tyndall effect：Three types of sols above were shined a light beam respectively. Observe the Tyndall effect. For comparison, examine distilled water and 2％ of $CuSO_4$ solution in the same light beam.

(2) Electrical properties of colloidal particles—electrophoresis：The colloidal antimony（Ⅲ）sulfide was placed into a U-tube (Figure 3-15-2) of an electrophoresis apparatus, inserted the electrodes in the two ends of the U-tube and exerted direct current with 160—180V voltage. Observe the shift of the colloid particles by the color change. Which electrode will the colloid particles move to? Estimate the charge of the colloidal particles.

(3) Purification of the colloid—dialysis

a. Preparation of the dialysis bag：Proper amount of celloidin was placed into a small clean beaker and swirl, allowed settle down for a minute to make the material solidify. Cautiously take out and get a dialysis bag.

b. Purification of macromolecular solution：Proper amount of starch solution and 2 drops of saturated sodium chloride solution were placed into the dialysis bag, which in turn is immerged in distilled water of a small beaker. The little liquid outside of the bag after 10 minutes was taken and examined chloride ions (silver nitrate test). Then the little liquid inside and outside were tested for the starch (iodine solution test). Record your results. Explain your experimental results.

(4) Coagulation of the colloid

a. Three test tubes were placed 2mL Sb_2S_3 sol respectively, added

$0.01mol \cdot L^{-1} NaCl$ solution in the first tube，then add $0.01mol \cdot L^{-1} CaCl_2$ solution in the second tube and $0.01mol \cdot L^{-1} AlCl_3$ solution in the third tube drop by drop. Count the drops and shake the tube after the addition of each drop or so. When the precipitation begins to persist，record the drops you added. Compare and explain.

b. 2 mL of ferric hydroxide sol and 2mL of Sb_2S_3 sol were mixed in a small test tube. Observe the phenomenon and explain.

(5) Protection of macromolecular solution to sol

2mL distilled water 2mL of 3% gelatin solution were added into two 10mL of test tube respectively，then added 4mL Sb_2S_3 sol in each test tube respectively. The tubes were swirled gently and allowed down for 3 minutes. Then the saturated NaCl solution was added to each test tube drop by drop. Observe the difference of phenomena between the two test tubes.

【Questions】

1. Why is $FeCl_3$ solution dropped into the boiling water when the ferric hydroxide sol was prepared?

2. Why can the sol be stabilized by an added gelatin?

Experiment 10　Determination of the Content of Fe^{3+} with Spectrophotometry

【Purposes】

1. To learn to determine Fe^{3+} concentration in water sample with spectrophotometry.

2. To learn to operate 722 type spectrophotometer.

【Principles】

The Lambert-Beer law provides the mathematical correlation between absorbance and concentration. It is usually stated as

$$A = \varepsilon bc$$

A is the absorbance. ε is the molar absorptivity or extinction coefficient $(L \cdot mol^{-1} \cdot cm^{-1})$. It is a characteristic of the absorbent solute. b is the path length of the radiation through the cell. c is the concentration of the sample.

The sulfosalicylic acid (H_2Ssal) is a widely used reagent to determine the

Fe^{3+} content of the sample. Fe^{3+} can react with sulfosalicylic acid (H_2Ssal) and produce many kinds of complex ion up to the pH environment. In this experiment, brown $[Fe(Ssal)_2]^-$ complex ions were produced under a condition of HAc-NaAc buffer solution (pH=4.7) and the λ_{max} of 460nm was selected.

【Apparatus and Reagents】

Apparatus: 722-type spectrophotometer, volumetric flasks (10mL × 7), measuring pipets (5mL, 10mL), sucker

Reagents: 0.1mg $\cdot$ mL^{-1} Fe^{3+} standard solution, 0.2mol $\cdot$ L^{-1} HNO$_3$ solution, 0.25mol $\cdot$ L^{-1} sulfosalicylic acid solution, pH=4.7 HAc-NaAc buffer solution

【Procedures】

1. Preparation of the standard solutions

According to the experiment No. 1 of the table 1, Fe^{3+} standard solution, 0.2mol $\cdot$ L^{-1} HNO$_3$ solution, 0.25mol $\cdot$ L^{-1} sulfosalicylic acid solution, pH=4.7 HAc-NaAc buffer solution were added into a 10mL volumetric flasks using different measuring pipets in turn, and the distilled water was added carefully to dilute the solution to the mark. Prepare the standard solution No. 2—6 according to Table 1 in the same way as the No. 1. Now we get a series of standard solutions and blank solution.

Table 1 **Preparation of Fe^{3+} standard solutions and sample solution**

Experiment No.	1	2	3	4	5	6	7
Fe^{3+} standard solution(mL)	0.00	0.10	0.20	0.30	0.40	0.50	0.00
Sample solution(mL)	0.00	0.00	0.00	0.00	0.00	0.00	1.00
0.2 mol $\cdot$ L^{-1} HNO$_3$ (mL)	0.50	0.40	0.30	0.20	0.10	0.00	0.50
Sulfosalicylic acid solution(mL)	1.00	1.00	1.00	1.00	1.00	1.00	1.00
Buffer solution (pH=4.7)(mL)	1.00	1.00	1.00	1.00	1.00	1.00	1.00
Adding distilled water to the mark(mL)	10.00	10.00	10.00	10.00	10.00	10.00	10.00
$c(Fe^{3+})$(mg $\cdot$ L^{-1})							
Absorbance (A)							

2. Preparation of the sample solution

Prepare the sample solution according to No. 7 of Table 1 in the same way as the No. 2 except replacing the Fe^{3+} standard solution with the Fe^{3+} sample solution.

3. Determination of absorbance (A)

According to the usage of 722-type spectrophotometer, the λ_{max} of 460nm was selected to determine absorbance of the standard solution and sample solution in turn using the No. 1 as blank solution. Record the results.

4. Drawing a working curve

A working curve was drawn according to the results above, in which the abscissa is the concentration of Fe^{3+} of standard solutions and the ordinate is the absorbance of the standard solution.

5. Determine the $[Fe^{3+}]$ content of the sample solution

The concentration of the unknown solution can be found from the working curve according to its absorbance, and then the concentration of the sample solution can be calculated.

【Questions】

1. Why should we add buffer solution to all volumetric flasks?
2. Why do we select the λ_{max} of 460nm as absorbance wave length?

附 录

元 素		原子量	元 素		原子量
名 称	符 号		名 称	符 号	
银	Ag	107.868	钾	K	39.102
铝	Al	26.9815	锂	Li	6.941
砷	As	74.9216	镁	Mg	24.305
硼	B	10.81	锰	Mn	54.9380
钡	Ba	137.34	钼	Mo	95.94
铍	Be	9.01218	氮	N	14.0067
铋	Bi	208.9806	钠	Na	22.9898
溴	Br	79.904	镍	Ni	58.70
碳	C	12.011	氧	O	15.9994
钙	Ca	40.08	磷	P	30.9738
镉	Cd	112.40	铅	Pb	207.2
氯	Cl	35.453	钯	Pd	106.4
钴	Co	58.9332	铂	Pt	195.09
铬	Cr	51.996	硫	S	32.06
铜	Cu	63.546	锑	Sb	121.75
氟	F	18.9984	硒	Se	78.96
铁	Fe	55,847	硅	Si	28.086
氢	H	1.008	锡	Sn	118.69
汞	Hg	200.59	锶	Sr	87.62
碘	I	126.9045	锌	Zn	65.37

表2　　　　　　　　　　　常用酸碱溶液的浓度（25℃）

溶液名称	密度 （g·mL⁻¹）	重量百分浓度 （%）	物质的量浓度 （mol·L⁻¹）
浓硫酸	1.84	95～96	18
稀硫酸	1.18	25	3
稀硫酸	1.06	9	1
浓盐酸	1.19	38	12
稀盐酸	1.10	20	6
稀盐酸	1.03	7	2
浓硝酸	1.40	65	14
稀硝酸	1.20	32	6
稀硝酸	1.07	12	2
浓磷酸	1.7	85	15
稀磷酸	1.05	9	1
冰醋酸	1.05	99～100	17.5
稀醋酸	1.04	35	6
稀醋酸	1.02	12	2
浓氢氧化钠	1.36	33	11
稀氢氧化钠	1.09	8	2
浓氨水	0.88	35	18
浓氨水	0.91	25	13.5
稀氨水	0.96	11	6
稀氨水	0.99	3.5	2

表3　　　　　　　　　　　弱酸的电离常数（25℃）

弱　酸	电离常数（K_a）		
	K_1	K_2	K_3
H_3AsO_3	5.80×10^{-10}	3×10^{-10}	
H_3AsO_4	5.62×10^{-3}	1.70×10^{-7}	2.95×10^{-12}
H_3BO_3	5.70×10^{-10}		
HCOOH	1.77×10^{-4}		
$CH_3COOH(HAc)$	1.80×10^{-5}		
$H_2C_2O_4$	5.90×10^{-2}	6.40×10^{-5}	

续表

弱　酸	电离常数(K_a)		
	K_1	K_2	K_3
$H_2C_4H_4O_6$（酒石酸）	1.04×10^{-3}	4.55×10^{-5}	
$H_3C_6H_5O_7$（柠檬酸）	8.40×10^{-4}	1.80×10^{-5}	4×10^{-6}
H_2CO_3	4.31×10^{-7}	5.61×10^{-11}	
HNO_2	4.00×10^{-4}		
H_2O_2	2.40×10^{-12}	1.0×10^{-25}	
H_3PO_4	7.51×10^{-3}	6.23×10^{-8}	2.2×10^{-13}
H_2S	1.10×10^{-7}	1.0×10^{-14}	
H_2SO_3	1.70×10^{-2}	6.2×10^{-8}	
H_2SO_4		1.2×10^{-2}	
H_4Y（乙二胺四乙酸）	1×10^{-2}	2.1×10^{-3}	6.9×10^{-7} $K_4=5.9\times10^{-11}$

表4　　　　　　　　　　　　　弱碱的电离常数

弱　碱	电离常数 K_b	弱　碱	电离常数 K_b
$NH_3\cdot H_2O$	1.8×10^{-5}	C_5H_5N（吡啶）	2.04×10^{-9}
NH_2NH_2（联氨）	8.0×10^{-7}	$(CH_2)_6N_4$（六次甲基四胺）	1.4×10^{-9}
NH_2OH（羟氨）	1.1×10^{-8}	$NH_2C_6H_4C_6H_4NH_2$	$K_1=9.3\times10^{-10}$
$C_6H_5NH_2$（苯胺）	4.0×10^{-10}	（联苯胺）	$K_2=5.6\times10^{-11}$

常用的冷却剂见表5～表7。

表5　　　　　　　　　　　　　水（冰）盐混合物

盐	A	降温（℃）	B	最低温度（℃）
NaCl	36	2.5	33	−21.2
$(NH_4)_2SO_4$	75	6.4	62	−19
$Na_2CO_3\cdot10H_2O$	40	9.1	20	−2.1

续表

盐	A	降温(℃)	B	最低温度(℃)
KCl	30	12.6	30	−11.1
NH_4Cl	30	18.4	25	−15.8
$NaNO_3$	75	18.5	59	−18.5
$CaCl_2 \cdot 6H_2O$	250	23.2	143	−55
NH_4NO_3	60	27.2	45	17.3

[注]A:取 A 克盐与 100 克水在 10～15℃时混合,可降低的温度为 t℃。

B:取 B 克盐与 100 克碎冰混匀,可获得的最低温度为 t℃。

表6　　　　　　　　　　　　　　水和两种盐的混合物

两种盐溶入15℃时的100克水中	降温(℃)
29 克 NH_4Cl＋18 克 KNO_3	10.6
22 克 NH_4Cl＋51 克 $NaNO_3$	9.8
72 克 NH_4NO_3＋60 克 KNO_3	17
31.2 克 NH_4Cl＋31.2 克 KNO_3	27
100 克 NH_4NO_3＋100 克 Na_2NO_3	35

表7　　　　　　　　　　　　　　冰和两种盐的混合物

两种盐溶入15℃时的100克碎冰中	降温(℃)
13.5 克 KNO_3＋26 克 NH_4Cl	17.8
52 克 NH_4NO_3＋55 克 $NaNO_3$	25.8
20 克 NH_4Cl＋40 克 $NaCl$	30.0
13 克 NH_4Cl＋37.5 克 $NaNO_3$	30.7
41.6 克 NH_4NO_3＋41.6 克 $NaCl$	40.0

表 8   **基础化学实验一些常用术语的中英文对照**

中文	英文	中文	英文
	B	伏特计	voltmeter
饱和甘汞电极	saturated calomel electrode	复合电极	combination electrode
玻璃电极	glass electrode	反应物	reactant
表面皿	watch glass	反应级数	reaction order
标定	standardization	酚酞	phenolphthalein
玻璃棒	glass rod	沸点	boiling point
比色计	colorimeter	分步沉淀	fractional precipitation
比色刻度尺	color scale		**G**
比色管	color tube	工作曲线	working curve
变色范围	color change interval	干燥器	desiccator
标准溶液	standard solution	干燥剂	drying agent
标准曲线	standard curve	坩埚	crucible
	C	坩埚钳	crucible tongs
长颈漏斗	long-stemmed funnel	甘汞电池	calomel cell
称量瓶	weighing bottle	过滤	filtration
磁力搅拌器	magnetic stirrer	铬黑 T	chrome black T
常数	constant		**H**
产物	product	缓冲溶液	buffer solution
催化剂	catalyst	缓冲容量	buffer capacity
醋酸	acetic acid	缓冲比	buffer ratio
粗盐	crude salt	缓冲对	buffer pair
纯度	purity	缓冲物质	buffer substance
	D	磺基水杨酸	sulfosalicylic acid
滴定	titration	活化能	activation energy
滴定分析法	titrimetry	火棉胶	collodion
滴定管	buret		**J**
滴定终点	end point of titration	碱式滴定管	base burette
滴管	dropper	角匙	horn scoop
滴瓶	dropping bottle	搅拌	stir
点滴板	drop board	搅拌棒	stirring rod
电烘箱	electric oven	酒精灯	alcohol lamp
电炉	electric furnace	胶体	colloid
电热器	electric heater	胶体粒子	colloid particle
电子天平	electronic balance	甲基橙	methyl orange
电离度	dissociation degree	甲基红	methyl red
电弧法	arc-discharge method	精盐	purified salt
定位	calibration	检验	test
待测溶液	sample solution	基准溶液	primary standard solution
电离常数	ionization constant	绝对误差	absolute error
电离平衡	ionization equilibrium	精密度	precision
大分子溶液	macromolecular solution	金属指示剂	metallochromic indicator
等电点	isoelectric point		**L**
丁铎尔现象	Tyndall phenomena	量筒	graduated cylinder
电泳	electrophoresis	滤液	filter liquor
	F	滤纸	filter paper
分析天平	analytical balance	漏斗	funnel
分析纯试剂	analytical reagent	氯化钠	sodium chloride
砝码	weight	离心机	centrifugal machine
分光光度计	spectrophotometer	离心滤器	centrifugal filter

续表

离心过滤	centrifugal filtration	天平放大镜	balance magnifier
M		天平盘	balance pan
秒表	stopwatch	天平游码	balance rider
灭火器	fire extinguisher	天平标尺	balance scale
镁条	magnesium ribbon	**W**	
N		温度计	thermometer
镊子	pincette	误差	error
泥三角	clay triangle	稳定常数	stability constant
凝固	freeze	**X**	
凝固点	freezing point	洗瓶	wash bottle
O		吸滤漏斗	filtering funnel
偶然误差	accidental error	吸量管	measuring pipet
P		吸水纸	absorbent paper
配位滴定	complexometric titration	吸光度	absorbance
平衡常数	equilibrium constant	吸收光谱	absorption spectrum
平衡浓度	equilibrium concentration	洗耳球	rubber suction bulb
培养皿	culture dish	吸收池	absorption cell
偏差	deviation	洗液	cleaning solution
R		橡皮塞	rubber
容量瓶	volumetric flask	性质	property
溶解	dissolve	相对偏差	relative deviation
溶剂	solvent	相对误差	relative error
溶质	solute	系统误差	systematic error
溶液	solution	稀释	dilution
溶度积	solubility product	稀溶液	diluted solution
溶胀	swelling	显色反应	color reaction
S		显色剂	color reagent
烧杯	beaker	**Y**	
石棉网	asbestos gauze	移液管	transfer pipet
石英池（比色皿）	quartz cell	研钵	mortar
试管	test tube	圆底烧瓶	florence flask
试管夹	test tube clamp	样品	sample
试管架	test tube support	氧化还原	oxidation-reduction
试管刷	test tube brush	硬度	hardness
试剂瓶	reagent bottle	仪器	apparatus
试纸	test paper	依数性	colligative property
酸度计	pH-meter	游码	rider
酸式滴定管	acidic burette	游码钩	rider hook
酸碱滴定	acid-base titration	有效数字	significant figure
食醋	vinegar	掩蔽剂	masking reagent
水浴	water bath	**Z**	
速率常数	rate constant	锥形烧瓶	erlenmeyer flask
渗析	dialysis	蒸发	evaporation
T		蒸发皿	evaporating dish
台称	platform balance	制备	preparation
弹簧夹	pinch clamp	指示剂	indicator
提纯、精制	purification	指示电极	indicator electrode
铁架台	iron stand	总浓度	total concentration
天平臂	balance arm	总酸度	total acidity
天平梁	balance beam	蒸气压	vapor pressure
天平箱	balance case	准确度	accuracy
天平指针	balance indicator		

参考文献

1. 北京师范大学无机化学教研室等编. 无机化学实验. 3 版. 北京:高等教育出版社,2001.

2. 南京大学化学实验教学组编. 大学化学实验. 北京:高等教育出版社,1999.

3. 魏祖期主编. 基础化学实验. 北京:人民卫生出版社,2005.

4. 崔学桂,张晓丽主编. 基础化学实验. 北京:化学工业出版社,2003.

5. 傅强主编. 普通化学实验. 长春:东北师范大学出版社,2002.

6. 李雪华,廖力夫主编. 基础化学实验. 北京:人民卫生出版社,2002.

7. 陈虹锦主编. 实验化学(上册). 北京:科学出版社,2003.

8. 周效贤等编. 大学化学新实验(二). 兰州:兰州大学出版社,2000.

9. 周其镇等编. 大学基础化学实验(Ⅰ). 北京:化学工业出版社,2000.

10. 诸君汉,原有为编. 实验室实用手册. 北京:机械工业出版社,1994.